PASS CONCOURS PARAMÉDICAL

Aide-soignant

Valérie Béal

Denise Laurent

Monique Lorber

Anne-Laure Moignau

Valérie Villemagne

Sous la direction de
Anne Ducastel

FOUCHER

« *Le photocopillage, c'est l'usage abusif et collectif de la photocopie sans autorisation des auteurs et des éditeurs. Largement répandu dans les établissements d'enseignement, le photocopillage menace l'avenir du livre, car il met en danger son équilibre économique. Il prive les auteurs d'une juste rémunération.*
En dehors de l'usage privé du copiste, toute reproduction totale ou partielle de cet ouvrage est interdite. »

ISBN 978-2-216-14162-3 (Nouvelle édition)
ISBN 978-2-216-11470-2 (1re édition)

SOMMAIRE

Partie 1
INTRODUCTION

Partie 2
LA CULTURE GÉNÉRALE

Partie 3
L'ÉPREUVE ÉCRITE

Partie 4
L'ÉPREUVE ORALE D'ADMISSION

Partie 5
LES CORRIGÉS

Partie 1

INTRODUCTION

Fiche 1

Les conditions d'inscription au concours d'entrée en formation

L'exercice de la profession d'aide-soignant nécessite d'être titulaire du diplôme d'État d'aide-soignant. Ce diplôme se prépare dans des écoles agréées par les Agences régionales de santé (ARS). L'entrée dans ces écoles est conditionnée par la réussite d'épreuves de sélection.

▸ Pour s'inscrire, il faut :

– **être âgé de dix-sept ans au moins** à la date de l'entrée en formation. Aucune dispense d'âge n'est accordée, il n'y a pas d'âge limite supérieur ;
– retirer le dossier d'inscription directement auprès des écoles (certaines se regroupent parfois pour organiser un concours commun).

Sont exemptés de l'épreuve écrite (culture générale, biologie, mathématiques) :
– les titulaires d'un titre ou d'un diplôme homologué au minimum au niveau IV (niveau bac) ou enregistré à ce niveau au répertoire national de certification professionnelle (répertoire consultable sur www.cncp.gouv.fr) ;
– les titulaires d'un titre ou d'un diplôme du secteur sanitaire ou social homologué au minimum au niveau V (BEP carrières sanitaires et sociales, CAP petite enfance...) ;
– les titulaires d'un titre ou d'un diplôme étranger leur permettant d'accéder directement à des études universitaires dans le pays où il a été obtenu ;
– les étudiants ayant suivi une première année d'études conduisant au diplôme d'État d'infirmier et n'ayant pas été admis en deuxième année.

▸ Pour être admis définitivement dans une école, il faut :

– fournir un certificat médical ;
– produire un certificat médical de vaccinations conforme à la réglementation en vigueur fixant les conditions d'immunisation des professionnels de santé en France.

Les épreuves du concours d'entrée

Les épreuves de sélection comportent une épreuve écrite d'admissibilité et une épreuve orale d'admission.

	Contenu	Durée	Note
Épreuve de culture générale	<u>1re partie</u> À partir d'un texte en lien avec le domaine sanitaire et social, dégager les idées principales du texte et commenter les aspects essentiels du sujet (deux ou trois questions)	**2 heures**	sur 12 points
	<u>2e partie</u> Série de dix questions à réponse courte portant sur des notions élémentaires de **biologie** (cinq questions), sur les **quatre opérations-numériques de base** (trois questions), sur des **exercices-mathématiques de conversion** (deux questions)		sur 8 points

Les candidats doivent, pour être déclarés admissibles, obtenir une note à l'épreuve écrite égale ou supérieure à 10 sur 20.

	Contenu	Durée	Note
Épreuve orale d'admission	Entretien avec deux membres de jury	20 min. maximum (10 min. de préparation)	sur 20 points
Première partie	Présentation d'un exposé à partir d'un thème relevant du domaine sanitaire et social et réponse à des questions *(évaluation de vos capacités d'argumentation et d'expression orale, vos aptitudes à suivre la formation)*	10 à 15 min.	sur 15 points
Deuxième partie	À partir d'une discussion avec le jury, démonstration de la connaissance et de l'intérêt du candidat pour la profession d'aide-soignant *(évaluation de vos motivations pour la profession)*	5 à 10 min.	sur 5 points

Une note inférieure à 10 sur 20 à l'épreuve d'admission est éliminatoire.
À l'issue de l'épreuve d'admission et au vu de la note obtenue à cette épreuve, le jury établit la liste de classement.

Fiche 3

La formation après le concours

Le contenu de la formation en institut peut faire l'objet de questions lors de l'épreuve orale. Connaître la formation prouve que vous vous êtes renseigné(e) et que vous êtes motivé(e).

1 Les contenus et la durée de formation

La **formation** conduisant au diplôme professionnel d'aide-soignant comprend 41 semaines :
– 17 semaines (595 heures) d'enseignement théorique en centre de formation (sous forme de cours, travaux dirigés, travaux de groupe et séances d'apprentissages pratiques et gestuels) ;
– 24 semaines (840 heures) en stage clinique.
Huit compétences font l'objet d'une validation lors des stages :
– accompagner une personne dans les actes essentiels de la vie quotidienne en tenant compte de ses besoins et de son degré d'autonomie ;
– apprécier l'état clinique d'une personne ;
– réaliser les soins adaptés à l'état clinique de la personne ;
– utiliser les techniques préventives de manutention et les règles de sécurité pour l'installation et la mobilisation des personnes ;
– établir une communication adaptée à la personne et à son entourage ;
– utiliser les techniques d'entretien des locaux et du matériel spécifiques aux établissements sanitaires, sociaux et médico-sociaux ;
– rechercher, traiter et transmettre les informations pour assurer la continuité des soins ;
– organiser son travail au sein d'une équipe pluridisciplinaire.

2 Les modules

L'enseignement comprend **huit modules** :
– accompagnement d'une personne dans les activités de la vie quotidienne ;
– état clinique d'une personne à tout âge de la vie ;
– soins ;
– ergonomie ;
– relation, communication ;
– hygiène des locaux hospitaliers ;
– transmission des informations ;
– organisation du travail.
Ces modules peuvent faire l'objet de dispenses, renseignez-vous, notamment si vous êtes titulaire des diplômes d'auxiliaire de puériculture ou d'auxiliaire de vie sociale ou de la mention complémentaire aide à domicile...
Six **stages** sont effectués dans différents secteurs d'activités hospitaliers et extra-hospitaliers.

La profession d'aide-soignant

L'aide-soignant exerce une profession paramédicale sous la responsabilité d'un infirmier.

Zoom sur le métier d'aide-soignant

Environ 400 000 aides-soignants exercent actuellement en France.
Les besoins en aides-soignants sont en évolution croissante, notamment en raison du vieillissement de la population. On estime un besoin de 10 000 aides-soignants par an pour les dix prochaines années.
93 % des aides-soignants sont des femmes.

1 Que fait l'aide-soignant ?

- Il « exerce son activité sous la responsabilité de l'infirmier et en collaboration avec ce dernier conformément au Code de la santé publique » (référentiel du diplôme d'État d'aide-soignant). Son rôle s'inscrit « dans une approche globale de la personne et prend en compte la dimension relationnelle des soins » ;
- Il réalise « des soins liés aux fonctions d'entretien et de continuité de la vie ». Ces soins ont pour objet de « promouvoir, protéger, maintenir et restaurer la santé de la personne dans le respect de ses droits et de sa dignité » ;
- Il accompagne la personne dans les activités de la vie quotidienne, contribue à son bien-être et à lui faire conserver ou recouvrer son autonomie ;
- Il exerce des activités variées :

– exécution de soins d'hygiène et de confort : hygiène corporelle, hygiène alimentaire, prévention des escarres, installation du patient pour les repas... ;
– observation de la personne et mesure des principaux paramètres liés à l'état de santé : observation de l'état de la peau, mesure de la température, de la fréquence cardiaque, de la pression artérielle... ;
– observation du bon fonctionnement des appareils et dispositifs médicaux (état des plâtres, état des drains...) ;
– aide à l'infirmier pour la réalisation de soins : préparation du patient pour des pansements, aide au premier lever, aide à la prise de certains médicaments ;
– entretien de l'environnement immédiat de la personne : entretien de la chambre, réfection des lits... ;
– entretien des matériels de soin : décontamination des chariots, conditionnement du matériel à stériliser... ;
– recueil et transmission d'observations : informations sur les soins réalisés, renseignement du dossier de soin... ;
– accueil et information des personnes et de leur entourage : conseils simples sur l'hygiène de la vie courante, communication... ;
– accueil et accompagnement de stagiaires en formation : démonstrations d'activités, contribution à l'évaluation...

2 Quelles sont ses qualités ?

- Capacités d'analyse, de rigueur, et d'initiative
- Sens des responsabilités
- Adaptabilité et disponibilité (en secteur hospitalier, l'organisation du travail est souvent basée sur la rotation des équipes sur 24 heures. Le travail s'effectue donc en alternance : matin, après-midi, nuit, parfois week-ends et jours fériés)
- Bonne résistance physique (station debout ; portage des malades, ambiance sonore élevée) et psychologique (contact avec des personnes souffrantes)
- Capacités relationnelles (avoir le sens du contact, savoir écouter, être patient, respectueux, tolérant)
- Aptitude à travailler en équipe, à rendre compte (travail au sein d'une équipe pluridisciplinaire)

3 Rémunération et carrière

Les aides-soignants exercent en **établissements hospitaliers** publics ou privés, dans des services de soins infirmiers à domicile, dans des services d'hospitalisation à domicile, dans des structures médico-sociales ou sociales (par exemple maisons de retraite ou structures pour personnes handicapées).

L'accès à la fonction publique hospitalière ou territoriale se fait par concours, la sélection est souvent basée sur dossier et entretien.

Les **rémunérations** sont variables selon le secteur de travail :

- dans le **secteur hospitalier public**, un auxiliaire de puériculture de classe normale débute à 1 300 euros environ et finit (au dernier échelon, pour ce même grade) à environ 1 650 euros ;
- dans le **secteur privé**, les salaires et les conditions de travail varient selon la convention collective à laquelle est rattaché l'établissement.

Ces dernières années, le travail en intérim s'est beaucoup développé pour la profession d'aide-soignant.

L'aide-soignant peut donner une autre orientation à sa carrière en préparant le **diplôme d'État d'infirmier** par exemple.

Partie 2

LA CULTURE GÉNÉRALE

Fiche 5

Réunir une documentation en culture générale

Les épreuves dites de culture générale (à l'écrit et à l'oral) donnent l'occasion au jury de vérifier votre connaissance des grands thèmes sanitaires et sociaux, mais aussi l'intérêt que vous portez à l'actualité.

1 Supports de documentation

Les objectifs à atteindre sont les suivants : ouvrir son esprit, élargir ses connaissances, se forger une opinion, comprendre les différents points de vue par la confrontation d'idées diverses, prendre de la distance, s'imprégner d'un savoir très global sans obligatoirement devenir un spécialiste. Pour ce faire :

➔ ne vous intéressez pas seulement aux thèmes sanitaires et sociaux mais à toute l'actualité ; ne négligez aucun support (télévision, radio, presse, Internet, discussion...) ;

➔ pour la télévision : examinez attentivement le programme et sélectionnez les reportages, débats, informations ;

➔ pour Internet : utilisez les moteurs de recherche en ciblant les thèmes précis par des mots clés ; soyez vigilant sur les dates et chiffres (pas toujours réactualisés). Prenez les informations avec précaution car certains sites sont peu objectifs.

➔ Privilégiez toujours les sites officiels. Voici quelques sites Internet riches en informations fiables :

Sites du gouvernement	Sites des institutions	Sites SMS actualités
inpes.sante.fr social-sante.gouv.fr sports.gouv.fr developpement-durable.gouv.fr famille.gouv.fr jeunes.gouv.fr drogues.gouv.fr internet-signalement.gouv.fr legifrance.gouv.fr vie-publique.fr securite-routiere.gouv.fr education.gouv.fr service-public.fr	ameli.fr (Sécurité sociale) insee.fr afssa.fr (Anses) who.int (OMS) inpes.sante.fr hcsp.fr (Haut conseil de la santé publique) afm-france.org inegalites.fr	rnrsms.ac-creteil.fr (réseau national de ressources en sciences médico-sociales) aidesoignant.com lemonde.fr lexpress.fr europe1.fr sante.lefigaro.fr

2 Méthode pour enrichir votre culture générale

➔ Prenez des notes au brouillon, sans sélection.

➔ Réorganisez vos notes sur des fiches de synthèse.

➔ Mettez vos informations à jour très régulièrement car l'actualité évolue très vite : réactualisez les exemples et les personnalités à connaître.

➔ Constituez des dossiers par grands thèmes, datez vos fiches.

➔ Consultez très régulièrement vos fiches pour vous en imprégner.

Élaborer une revue de presse

Lire la presse vous permettra d'élargir vos connaissances et de les actualiser en permanence. Il est intéressant de travailler sur un support écrit car il permet de prendre son temps pour bien analyser les données.

1 Les supports à consulter

▸ Dans la presse locale

Informations à relever : statistiques départementales ou régionales, faits divers pouvant servir d'illustration, pages à thèmes (santé, économie).

▸ Dans la presse nationale

Informations à relever : actualité sanitaire et sociale (nouvelles lois et nouveaux décrets, découvertes médicales, derniers chiffres, analyses), faits mondiaux marquants, statistiques, polémiques.

➜ Privilégiez des journaux sans tendance politique marquée (par exemple *Le Monde*).

▸ Dans la presse spécialisée

Informations à relever pour l'année en cours, par exemple : affaire de la Dépakine, loi de modernisation de notre système de santé, hygiène alimentaire, vaccination, loi Travail, Protection universelle maladie (PUMa), violences conjugales…

➜ Ciblez la presse sanitaire et sociale.

➜ Consultez ou abonnez-vous à des revues professionnelles : *Soins Aides-soignantes*, *l'Aide-soignante*.

➜ Recherchez tout type de brochure ou d'édition gratuite : *Vies de famille* (CAF), *Valeurs mutualistes* (MGEN)…

Pour les supports gratuits :
- de nombreux articles de presse sont accessibles par Internet ;
- journaux dans les bibliothèques, les médiathèques, les CDI des collèges et lycées.

2 Comment faire ?

➜ Constituez-vous une grille de lecture, en ciblant les grands thèmes sanitaires et sociaux afin de ne rien oublier.

➜ Faites une première lecture rapide des grands titres et sous-titres.

➜ Sélectionnez uniquement les articles potentiellement intéressants (découpez, entourez).

➜ Lisez en diagonale les articles sélectionnés pour vérifier leur intérêt.

➜ Ne retenez que les informations principales en prenant des notes.

➜ Ne cherchez pas à tout noter car il est impossible de tout retenir.

➜ Consultez les dictionnaires ou encyclopédies dès qu'un terme vous est inconnu.

➜ Notez la date et la source de l'information sélectionnée.

➜ Redistribuez ces notes dans les différents dossiers constitués.

Fiche 7

Les institutions du système sanitaire et social

Selon la définition de l'OMS, on peut définir le système sanitaire et social comme l'ensemble de tous les dispositifs ayant pour but d'assurer les meilleures conditions de santé : son rôle est donc de veiller aux conditions de bien-être physique, psychique et social de toute la population.

1 À savoir

En France, le système se décline à un niveau national, régional et local.
Le Parlement vote chaque année la loi de financement de la Sécurité sociale ; les établissements se voient allouer des budgets tous les ans ; ces budgets correspondent à des objectifs nationaux ; ils sont ensuite déclinés de manière régionale, puis départementale et locale.

A| Au niveau national

L'État gère et contrôle la production et le financement des soins ; il pose les orientations des politiques de santé et crée les cadres légaux. Parmi les instances décisionnaires et/ou consultatives, on dénombre :

– les différents ministères et leurs directions (Direction générale de la santé, Direction générale de l'action sociale...) ;
– le Parlement (Assemblée nationale et Sénat), qui légifère ;
– des organismes consultatifs indépendants (Haut Conseil de la santé publique, Comité consultatif national d'éthique, Haute Autorité de santé...), qui donnent des orientations et des conseils.

B| Au niveau régional

Les agences régionales de santé (ARS) mettent en œuvre les politiques de santé publique au niveau régional. Elles assurent : la gestion des établissements de santé et leurs budgets, la prévention des accidents du travail et maladies professionnelles, le développement des actions sanitaires et sociales...

C| Au niveau local

Les ARS ont également repris le rôle des DDASS et mettent en place les actions de prévention et de protection. Les conseils départementaux gèrent la protection maternelle et infantile (PMI), l'aide sociale à l'enfance (ASE) et l'allocation personnalisée d'autonomie (APA). Les maisons départementales des personnes handicapées (MDPH) informent, conseillent et suivent les publics porteurs de handicap. Les caisses primaires d'assurance-maladie ont en charge l'affiliation des assurés, les différentes prestations ; elles assurent également les actions de prévention d'éducation et d'information sur la santé, et contrôlent l'activité des professionnels de santé.

2 Analyse

Aujourd'hui sont reprochés à notre système sanitaire et social sa diversité, sa complexité, le cloisonnement de toutes ses structures ainsi qu'une articulation insuffisante ; tout ceci provoquant un manque d'efficacité, une perte d'énergie et des dépenses inutiles.
Les objectifs nationaux ne sont pas toujours en adéquation avec les besoins particuliers des établissements ou de certaines communes.
Il est parfois difficile de garder une cohérence entre le social, le sanitaire, les différents types d'établissements et les praticiens libéraux.

QCM 7

1. L'assurance-maladie est une branche de la Sécurité sociale.
- [x] **A** Vrai
- [ ] **B** Faux

2. À quelle date a été créée la Sécurité sociale ?
- [ ] **A** 1905
- [ ] **B** 1935
- [ ] **C** 1945
- [ ] **D** 1965

3. L'abréviation OMS signifie :
- [ ] **A** Organisme modifié par salification
- [ ] **B** Organisation médicale et sociale
- [x] **C** Organisation mondiale de la santé
- [ ] **D** Organisme médical de santé publique

4. Qu'est-ce que l'ASE ?
- [ ] **A** L'association pour la santé et l'environnement
- [x] **B** L'aide sociale à l'enfance
- [ ] **C** L'action sociale européenne
- [ ] **D** L'aide sanitaire à l'enfance

5. Quelles sont les missions attribuées à l'ARS ?
- [ ] **A** Le suivi des professions de santé
- [ ] **B** L'accueil et l'intégration des populations immigrées
- [ ] **C** La politique de santé publique
- [ ] **D** La tutelle sur les établissements pour personnes handicapées et âgées

Fiche 8

Le secret professionnel et le droit des patients

La déontologie est l'ensemble des règles et des devoirs à remplir. Le secret médical couvre tout ce qui est venu à la connaissance du médecin dans l'exercice de sa profession, c'est-à-dire non seulement ce qui lui a été confié, mais aussi ce qu'il a vu, entendu ou compris (extrait du Code de déontologie médicale).

1 À savoir

A| Le secret

Depuis 1994, on parle surtout de secret « professionnel », car il ne s'adresse plus seulement aux médecins mais à de nombreuses professions. Dans le domaine paramédical, on peut définir le secret professionnel comme l'interdiction de divulguer des informations qui pourraient permettre d'identifier la personne dont on parle.

Le secret traduit la confiance entre le malade et ceux auxquels il s'est livré.

S'y ajoute une obligation de réserve : malgré les questions ou les pressions, l'aide-soignant ne doit donner aucune information sur l'état de santé de la personne, c'est le rôle du médecin ou de l'infirmière.

Le secret professionnel est un devoir pour le soignant (il existe des sanctions pénales, disciplinaires et financières) et c'est un droit pour le patient.

B| Les droits du patient

Selon la déclaration de l'OMS de 1994 et la charte du patient hospitalisé de 1995, le patient a droit :

- à l'accès, l'accueil, la qualité des soins sans discrimination ;
- à une information claire et loyale sur son état, les traitements et leurs conséquences ;
- au respect de son corps, de ses croyances, de ses convictions, de son intimité ;
- au respect de sa vie privée, à la confidentialité des informations le concernant ;
- à l'accès à son dossier dans son intégralité ;
- à être soulagé de la douleur, à recevoir des soins palliatifs, à mourir dans la dignité ;
- de demander réparation quand il estime que ses droits n'ont pas été respectés.

La loi de mars 2002 relative aux droits des malades et à la qualité du système de santé permet un accès à son dossier médical et fixe les règles de transmission des données médicales.

2 Analyse

A| Les problèmes

Certains droits sont bafoués, souvent de manière involontaire : tous les patients ne bénéficient pas des soins palliatifs, les personnes hospitalisées se sentent souvent brusquées dans leurs rythmes, leur intimité. Dans les maisons de retraite, les chambres ne peuvent être fermées à clef, la sexualité est complètement ignorée voire rejetée. La maltraitance de personnes handicapées ou âgées existe.

B| Les causes

On peut expliquer cette situation par le manque de personnel, les conditions de travail difficiles des soignants, parfois le manque de formation sur les publics soignés. La nature même de certains soins est violente ou agressive et les actes effectués peuvent être mal vécus.

C| Les solutions

La charte du patient hospitalisé, les déclarations de l'OMS montrent les efforts sur ce sujet. Les soins palliatifs et les protocoles de traitement de la douleur sont en forte évolution ; les soignants, à tous les niveaux, essaient de pallier le manque de temps par la qualité des rapports (sourire, douceur...). La CMU étend l'accessibilité des soins sans discrimination financière. En 2016, elle est remplacée par la Protection universelle maladie (PUMa).

QCM 8

1. L'abréviation CMU signifie :

- ▢ **A** couverture maladie universelle
- ▢ **B** cours de médecine universitaire
- ▢ **C** complémentaire médicale unique
- ▢ **D** centre médical d'urgence

2. Le principe du consentement présumé prévaut pour :

- ▢ **A** le clonage
- ▢ **B** le don d'organes
- ▢ **C** l'euthanasie
- ▢ **D** la chirurgie

3. Les soins palliatifs sont mis en œuvre lorsque :

- ▢ **A** un essai thérapeutique est possible
- ▢ **B** le patient est en réanimation
- ▢ **C** le malade est hospitalisé à domicile
- ▢ **D** il n'y a plus d'espoir de guérison

4. Qu'est-ce que le DMP

- ▢ **A** Diagnostic médical prénatal
- ▢ **B** Docteur en médecine psychiatrique
- ▢ **C** Dossier médical personnel
- ▢ **D** Diplôme médico-psychologique

Fiche 9

Les règles de bioéthique

La bioéthique est la discipline étudiant les problèmes moraux soulevés par les activités de recherche scientifique et biologique. Ses lois encadrent la recherche sur les êtres vivants et ses applications afin d'assurer le respect de l'être humain.

1 À savoir

Les domaines concernant la bioéthique sont :
– l'euthanasie : on provoque le décès d'un malade, à sa demande, pour mettre fin à ses souffrances ou pour tout autre motif d'ordre éthique (graves malformations à la naissance, risques de trop graves séquelles après réanimation) ;
– le clonage : la reproduction par copie génétiquement identique d'une cellule ou d'un individu à partir de son ADN ;
– la recherche sur l'embryon : les cellules souches, qui se développent aux premiers stades de l'embryon, peuvent engendrer tout type de cellule et seraient une piste dans la médecine régénératrice ;
– le don d'organe : après le décès d'une personne qui n'en a pas fait opposition de son vivant, le prélèvement d'organe, en vue d'une greffe, est autorisé.
La dernière loi de bioéthique date de juillet 2011 (nouvel examen par le Parlement prévu dans un délai maximal de 7 ans après son entrée en vigueur).

2 Analyse

A| Les problèmes

Chaque progrès, chaque possibilité de changement présente des avantages et soulève des questions :
– l'euthanasie : elle pourrait être pratiquée abusivement, à des fins financières par exemple. Qui contrôlerait la bonne foi des décisions prises et le respect des volontés ? Où est la frontière entre abandon de la réanimation et euthanasie active ?
– le clonage thérapeutique ouvre la voie à la médecine régénératrice sur le système nerveux lésé, le cerveau vieillissant par exemple ; mais quelle serait la place, dans nos sociétés, d'êtres sans filiation « normale », ou du clone de son aîné décédé ? Il sous-entend un déni de la mort et un non-respect de l'identité humaine ;
– la recherche sur les embryons soulève le problème de leur statut : sont-ils déjà des êtres vivants à part entière ? Ils ne doivent pas devenir une simple marchandise ;
– le don d'organe : comment faire face au nombre de plus en plus important de personnes en attente de greffe ?

B| Les réponses apportées

Depuis 1983, le Comité consultatif national d'éthique donne son avis sur tous les problèmes moraux soulevés par les recherches et les découvertes.
La loi d'août 2004 interdit le clonage reproductif et thérapeutique. La dernière révision a apporté les modifications suivantes : autorisation du don croisé d'organes intervenant en cas d'incompatibilité entre proches (on pourrait ainsi réaliser 100 à 200 greffes de

reins supplémentaires par an) ; autorisation de la congélation ovocytaire ultra-rapide (ou vitrification) ; rejet de la possibilité « d'accès à l'identité du donneur pour les personnes issues d'un don de gamètes ».

La loi Leonetti-Claeys offre aux patients la possibilité de rédiger des directives anticipées valables sans limite dans le temps et un droit à la sédation avec arrêt de tous les traitements jusqu'au décès des patients atteints d'une affection grave et incurable.

En 2004 a été créée l'Agence de la biomédecine. Elle assure l'encadrement, le suivi et l'évaluation des pratiques dans quatre grands domaines : les greffes, la procréation, la recherche sur l'embryon et la génétique.

QCM 9

1. Quelles sont les deux formes de clonage humain ?

- ☐ **A** Reproductif
- ☐ **B** Eugénique
- ☐ **C** Génotypique
- ☐ **D** Thérapeutique

2. L'euthanasie est légale en France.

- ☐ **A** Vrai
- ☐ **B** Faux

3. L'euthanasie peut être :

- ☐ **A** active
- ☐ **B** passive
- ☐ **C** indirecte
- ☐ **D** directe

4. En 2011, le Parlement a adopté la révision des lois de bioéthique. Ce texte autorise :

- ☐ **A** le suicide assisté
- ☐ **B** le don croisé d'organes
- ☐ **C** l'AMP pour les couples lesbiens
- ☐ **D** l'euthanasie active

5. Un « bébé médicament » est aussi un « bébé-éprouvette » ?

- ☐ **A** Faux
- ☐ **B** Vrai

6. Qu'est-ce que le DPI ?

- ☐ **A** Diagnostic pré-médical
- ☐ **B** Dossier post-implantation
- ☐ **C** Dysfonctionnement pancréatique inflammatoire
- ☐ **D** Diagnostic pré-implantatoire

Fiche 10

Le don d'organe

Le don d'organe consiste en un prélèvement sur une personne, le plus souvent décédée, d'un organe ou d'un tissu pour effectuer une greffe, qui se définit comme la mise en place dans le corps d'un organe étranger qui lui est devenu nécessaire. Il est possible de donner également son sang ou ses composés, les plaquettes par exemple.

1 À savoir

En France, le don est bénévole afin d'éviter tout trafic.

Toute personne est considérée consentante au don d'éléments de son corps, après sa mort, en vue de greffe, si elle n'y a pas fait opposition de son vivant. On peut être donneur après sa mort : cœur, poumons, foie, os, pancréas, cornée ; mais aussi de son vivant : sang, sperme, dérivés du sang, rein, moelle osseuse.

En 2015, 5 746 greffes d'organes ont été effectuées, dont 547 avec prélèvement sur donneur vivant.

Plus de la moitié des greffes concerne les reins, puis le foie et le cœur.

Le nombre de greffes avait accusé une baisse quasiment constante depuis 1991 ; à partir de 1998, une légère remontée s'amorce et semble vouloir se confirmer.

Cependant, en 2015, plus de 21 000 personnes étaient en attente d'une greffe.

Les dons de sang diminuent régulièrement et de nombreux centres sont en situation limite, surtout à l'approche des périodes à risques (départ en vacances...).

2 Analyse

A| Les causes de la pénurie des dons

La confusion entre le don d'organe et le fait de « léguer son corps à la science », qui signifie donner l'ensemble de son corps aux facultés de médecine.

La situation dramatique du décès brutal, la rapidité de décision demandée aux familles génèrent souvent un refus de don, surtout quand il s'agit d'un enfant.

Le corps est plus qu'une enveloppe biologique, chaque personne en a une représentation différente, et il est difficile d'y porter atteinte : par exemple, certaines personnes ne supportent pas l'idée de faire don de leurs yeux.

Les membres de la famille ignorent souvent les désirs du défunt ; actuellement, au moins un prélèvement possible sur trois est refusé.

Le scandale du sang contaminé a porté un coup fatal aux bonnes volontés. Il a engendré la peur de la contamination et une certaine perte de confiance dans le système de santé.

B| Les réponses apportées

L'Agence de biomédecine coordonne les actions de sensibilisation, l'incitation à l'expression de la volonté de chacun (depuis 1998, chacun peut notifier par écrit son refus de donner ses organes) ; les équipes médicales sont spécialement formées pour accueillir les familles très rapidement après le décès, les informer sur le don d'organe et les aider à prendre la meilleure décision dans les meilleurs délais.

Les garanties sanitaires sont renforcées : les greffons et les produits sanguins font l'objet de contrôles systématiques sur les maladies transmissibles.

Le développement des autogreffes (quand le greffon provient du sujet lui-même) et des xénogreffes (quand le greffon provient d'une espèce différente).
Le don d'organe d'un donneur vivant au sein d'une famille ou d'un couple ainsi que les dons croisés, échanges simultanés entre deux couples de donneurs et receveurs, permettent d'augmenter le nombre de donneurs potentiels.
À partir de 2018, par l'amendement Delaunay-Touraine, le consentement présumé au don d'organe sera renforcé : le refus de don ne sera possible que si le donneur est explicitement inscrit sur le registre national des refus.
Au printemps 2016, un amendement appelant à la fin de la discrimination au don de sang en raison de l'orientation sexuelle a été adopté à l'unanimité. Le don de sang total sera ouvert aux homosexuels hommes n'ayant pas eu de relations sexuelles avec d'autres hommes pendant un an.

QCM 10

1. « Implantation d'un organe entier provenant d'un donneur, avec rétablissement de ses connexions vasculaires. » Cette définition est celle :

- ▢ **A** de la greffe
- ▢ **B** du clonage
- ▢ **C** de la reproduction
- ▢ **D** de la transplantation

2. Qu'est-ce qu'une autoplastie ?

- ▢ **A** une greffe
- ▢ **B** le clonage
- ▢ **C** une reproduction
- ▢ **D** une transplantation

3. Les principes du don d'organe sont :

- ▢ **A** la gratuité
- ▢ **B** l'obligation
- ▢ **C** le volontarisme
- ▢ **D** l'anonymat

4. Dans les années 1980, le scandale du sang contaminé a touché des personnes atteintes :

- ▢ **A** de cancer
- ▢ **B** d'hépatite
- ▢ **C** d'hémophilie
- ▢ **D** du sida

5. Le don de son corps à la science a pour but de :

- ▢ **A** faire des expériences de clonage
- ▢ **B** faire progresser la médecine
- ▢ **C** faire progresser les connaissances des chercheurs
- ▢ **D** faire des prélèvements d'organes afin de les transplanter sur des malades

Le système de protection sociale

Le système français de protection sociale couvre les conséquences financières des risques de la vie. Il est constitué d'un ensemble d'organismes autonomes et complémentaires, grâce auxquels la majorité de la population est couverte. Basé sur le principe de la solidarité, il est considéré comme l'un des meilleurs au monde.

1 À savoir

Quatre grands secteurs couvrent la majorité des risques sociaux :
– le régime général de Sécurité sociale prend en charge une partie des dépenses engendrées dans quatre domaines : maladie/maternité/invalidité/décès ; retraite ; famille (géré par la CAF) ; accident de travail/maladie professionnelle ;
– les régimes complémentaires complètent les remboursements : compagnies d'assurances, mutuelles…
– l'assurance chômage verse, sous conditions, des indemnités de perte d'emploi ;
– l'aide sociale comprend des prestations versées pour les personnes âgées, handicapées, les enfants. Cette branche est maintenant confiée aux collectivités locales, aux départements.
Tous ces organismes se déclinent en branches nationales, régionales et locales.
Leur financement est assuré par les cotisations patronales, salariales et les impôts.
58 millions de personnes sont assurées sous le régime général. En 2014 la consommation de soins et biens médicaux atteint 190,6 milliards d'euros : 33,9 milliards concernent les remboursements de médicaments.
2,2 millions de personnes ayant des revenus insuffisants bénéficient de la Couverture maladie universelle (CMU), qui couvre le remboursement de leurs soins.
Depuis le 1er janvier 2016, la CMU de base est remplacée par la PUMa (Protection universelle maladie) qui prend en charge tous les frais de santé de toute personne qui travaille ou réside en France de manière stable et régulière.

2 Analyse

A| Les problèmes

Le montant des dépenses courantes de santé s'élève à 256 milliards d'euros en 2015. La consommation de soins et de biens médicaux en représente les trois quarts, le reste est constitué par les SLD (soins longue durée), IJ (indemnités journalières), la prévention, la recherche, la formation et le coût de la gestion du système de santé.
Les retraites sont en danger car le nombre d'actifs diminue par rapport aux retraités : les cotisations versées ne suffiront plus à assurer une retraite décente.

B| Les solutions

Maîtriser les dépenses de santé est une priorité de l'État.
Des objectifs prévisionnels annuels sont fixés aux médecins et auxiliaires de soins, sous peine de devoir rembourser à la Sécurité sociale le montant correspondant au dépassement ; les remboursements sont revus à la baisse.

Des budgets annuels sont alloués aux hôpitaux publics ou privés à but non lucratif. La promotion des médicaments génériques permet de réduire les coûts, les médicaments jugés trop chers pour une efficacité identique sont retirés, les contrôles sur les arrêts maladie sont renforcés.
L'implication financière du malade est sollicitée, la participation des mutuelles est augmentée, l'inscription de chaque adulte auprès d'un médecin traitant est acceptée par plus de 85 % des assurés.
Des campagnes de sensibilisation incitent les usagers à des efforts individuels : ne pas demander de prescription sans besoin, accepter les médicaments génériques, commencer par consulter son généraliste avant les spécialistes…
Pour résoudre le problème des retraites, le temps de cotisation pour les salariés du public et du privé a été allongé jusqu'à 43 ans pour les personnes nées à partir de 1973.

QCM 11

1. Actuellement, en France, quel est l'âge minimal du départ à la retraite ?
- ▢ **A** 50 ans
- ▢ **B** 55 ans
- ▢ **C** 62 ans
- ▢ **D** 65 ans

2. La CAF est un service affilié à la Sécurité sociale.
- ▢ **A** Vrai
- ▢ **B** Faux

3. L'abréviation SMR signifie :
- ▢ **A** système de marquage par résonance
- ▢ **B** syndrome médical recherché
- ▢ **C** service mobile d'urgence et de réanimation
- ▢ **D** service médical rendu

4. Un médicament générique est un médicament :
- ▢ **A** non remboursé par la Sécurité sociale
- ▢ **B** copie conforme d'un médicament original
- ▢ **C** contenant plusieurs principes actifs
- ▢ **D** analgésique et antalgique

5. « Prescrire des antibiotiques, ce n'est pas automatique. » Pourquoi ce slogan ?
- ▢ **A** Les antibiotiques sont trop souvent prescrits.
- ▢ **B** Les antibiotiques, à fortes doses, induisent des résistances.
- ▢ **C** Les antibiotiques sont inefficaces contre les bactéries.
- ▢ **D** Les antibiotiques possèdent trop d'effets secondaires.

Fiche 12

La politique de santé publique

La santé publique est la discipline s'occupant de la santé globale d'une population. La politique de santé publique s'efforce de valoriser le capital santé d'une société par des actions de prévention, des soins, et par la réadaptation.

1 À savoir

L'OMS (Organisation mondiale de la santé) définit la santé comme un état complet de bien-être physique, mental et social. Cette définition prend en compte nos possibilités physiques, notre intégration sociale.

Les structures de santé publique se complètent pour définir et mener les actions. L'OMS, créée en 1948, fait partie de l'ONU. Elle définit les objectifs de santé, les recommandations valables dans tous les pays : la lutte contre le tabagisme mondial par exemple. Elle est ensuite relayée par des organismes nationaux et régionaux qui réalisent des études, déterminent besoins et réponses à apporter.

Ces organismes se basent sur des indicateurs de santé récoltés sur le terrain : les enquêtes épidémiologiques (analyse des facteurs d'apparition, de fréquence et de répartition des maladies, leur évolution), l'espérance de vie, la mortalité...

Ensuite, des priorités sont déterminées, des objectifs sont définis et des actions sont mises en place. Leurs résultats sont analysés afin de décider des suites à donner.

La prévention regroupe l'ensemble des actions médicales, médico-sociales, techniques et politiques visant à protéger la santé de l'individu et de la collectivité.

La prévention primaire diminue les facteurs de risques d'apparition des maladies par l'information, la sensibilisation, la vaccination, l'amélioration des conditions de vie...

La prévention secondaire limite le développement des maladies (dépistage précoce...).

La prévention tertiaire limite les séquelles et les récidives par la rééducation, la réadaptation, la réinsertion professionnelle...

La loi de santé 2014 s'articule autour de trois axes : le renforcement de la prévention, la réorganisation autour des soins de proximité à partir du médecin généraliste par la création d'un service public d'information en santé, le développement des droits des patients avec la possibilité de se défendre dans des actions de groupe. Récemment en 2016, dans le cadre de cette loi, la généralisation du tiers payant a été promulguée.

2 Analyse

A| Les grands problèmes de santé publique

On peut citer parmi les grands thèmes les cancers et maladies cardio-vasculaires, l'hypertension, la lutte contre la douleur, les infections nosocomiales, l'accès aux soins, la tuberculose et le tabagisme...

B| Les freins

Les impératifs financiers obligent à des choix dans les priorités, et sont parfois incompatibles avec la promotion de la santé (intérêts des grands groupes pharmaceutiques par exemple).

La nécessité de prendre en compte les évolutions technologiques, l'apparition des nouvelles pathologies, l'évolution de la population sont des paramètres importants. L'impact des campagnes de prévention est difficilement mesurable : on reproche à certains messages d'être trop « fleur bleue », à d'autres de choquer inutilement ; certains messages ressemblent trop à des ordres, semblent moralisateurs.

C| Les axes d'amélioration

Il faut rendre les usagers actifs, faire de la santé publique une affaire de citoyens et non uniquement de spécialistes. Les diffusions d'écrits et de spots ne sont pas les seuls moyens à utiliser. Il faut plus d'information directe, de face à face : le dialogue permet aux personnes de comprendre et de s'impliquer. Un ciblage spécifique peut améliorer l'efficacité de l'information : jeunes, femmes, SDF...

QCM 12

1. En 2015, en France, l'espérance de vie moyenne des femmes est de :

- ☐ **A** 70 ans
- ☐ **B** 75 ans
- ☐ **C** 82 ans
- ☐ **D** 85 ans

2. Quelle est la définition de la morbidité ?

- ☐ **A** Ensemble des causes qui peuvent produire une maladie
- ☐ **B** Rapport entre le nombre des décès et l'effectif de la population
- ☐ **C** Apparition accidentelle d'un grand nombre de cas ou fort accroissement du nombre des cas
- ☐ **D** Cause d'un trouble mental ou d'un comportement anormal

3. Qu'est-ce qu'une épizootie ?

- ☐ **A** Une pandémie
- ☐ **B** Une épidémie qui ne frappe que les animaux
- ☐ **C** Une maladie génétique
- ☐ **D** Une épidémie mondiale

4. L'objectif des indicateurs de santé est l'étude :

- ☐ **A** des maladies
- ☐ **B** des causes de ces maladies
- ☐ **C** des facteurs de risque de ces maladies
- ☐ **D** des populations

13

Fiche

Les personnes âgées, les personnes handicapées

Le vieillissement est l'ensemble des perturbations ou des dégradations de l'organisme dues à l'âge. La gériatrie est la science étudiant ces changements.
Constitue un handicap toute limitation d'activité ou restriction de participation à la vie en société en raison d'une altération durable ou définitive d'une ou plusieurs fonctions physiques, sensorielles, mentales, cognitives ou psychiques, d'un polyhandicap ou d'un trouble de santé invalidant.

1 Les personnes âgées

A| À savoir

De 60 à 75 ans, on parle de troisième âge ; de 75 à 90 ans, de quatrième âge ; ensuite vient le cinquième âge. 18 millions de Français ont plus de 50 ans, 15 millions plus de 60 ans, près de 6 millions ont plus de 75 ans.

B| Analyse

1. Les causes

L'allongement de la vie peut s'expliquer par les progrès médicaux, l'hygiène et les conditions de vie, de travail, les progrès technologiques.

2. Les conséquences du vieillissement

On constate des dégradations de l'appareil moteur, sensoriel, des capacités intellectuelles, la peur de la mort, la dépendance. La retraite coupe du monde actif et peut engendrer un sentiment d'inutilité.
De nouveaux marchés apparaissent : les conventions obsèques, l'aménagement de la maison, les médicaments (DHEA, Viagra), des métiers d'aide à domicile.
La Sécurité sociale affiche un fort déficit et l'avenir des retraites est inquiétant.

3. Les solutions

La recherche continue sur le vieillissement, les démences, la maladie d'Alzheimer, le dépistage de l'ostéoporose, la dépression. L'accent est mis sur les soins à domicile, l'autonomie financière avec l'allocation personnalisée à l'autonomie (APA).

2 Les personnes handicapées

A| À savoir

Le handicap moteur est la réduction ou l'impossibilité d'une fonction physique ; le handicap sensoriel affecte un sens : la vue, l'audition. Le handicap mental est dû à une déficience intellectuelle : il faut le différencier des maladies mentales (troubles psychiques, du jugement, du comportement). Les handicaps sont souvent associés, on parle de polyhandicap. En France, 12 millions de personnes souffrent d'un handicap.

B| Analyse

■ Les causes. Avant la naissance : hérédité, accidents génétiques, atteinte du fœtus pendant la grossesse. À la naissance : problèmes pendant l'accouchement (manque d'oxygène, étirement du bras). Après la naissance : maladies, accidents, âge.

■ Les conséquences. Pour l'individu : perte d'autonomie, souffrances physiques et morales, discrimination, difficulté d'accès aux transports, aux loisirs, à la culture. Pour la famille : difficulté d'acceptation du handicap, frais de matériel, de logement. Pour la société, coûts : soins, hébergement, rééducation, réinsertion.

La prévention et les solutions. La surveillance des grossesses, le diagnostic prénatal, la prévention des accidents, la vaccination sont des moyens possibles.

La loi de 2005 insiste sur l'accessibilité, l'emploi, la compensation du handicap.

QCM 13

1. La DHEA est une hormone qui :

- ▢ **A** stoppe la croissance
- ▢ **B** lutte contre le cancer
- ▢ **C** a des effets antivieillissement
- ▢ **D** inhibe la libido

2. La maladie d'Alzheimer est aussi appelée :

- ▢ **A** démence sénile
- ▢ **B** violence mentale
- ▢ **C** addiction
- ▢ **D** folie juvénile

3. Que signifie le terme « sénescence » ?

- ▢ **A** Handicap
- ▢ **B** Maladie
- ▢ **C** Vieillissement
- ▢ **D** Cancer

4. 12 millions de Français souffrent d'un handicap, mais combien en ont la reconnaissance administrative ?

- ▢ **A** 10 millions
- ▢ **B** 6 millions
- ▢ **C** 4,5 millions
- ▢ **D** 2,5 millions

5. Le terme « congénital » signifie :

- ▢ **A** maladif
- ▢ **B** acquis
- ▢ **C** présent à la naissance
- ▢ **D** génétique

6. Le handicap se définit par plusieurs termes qui sont :

- ▢ **A** la déficience
- ▢ **B** l'incapacité
- ▢ **C** le désavantage
- ▢ **D** la dépendance

Fiche 14

La famille

La famille a différentes définitions sociologiques et statistiques. Elle peut se définir comme l'ensemble des individus liés par le sang ou « alliés » (par exemple les oncles), c'est la famille au sens large. Elle est définie par les statisticiens comme un groupe de deux personnes au minimum vivant sous le même toit : elle pourra être traditionnelle, recomposée ou monoparentale.

1 À savoir

La famille se transforme : le nombre de mariages diminue depuis 20 ans, l'âge du mariage et de la procréation recule, les unions hors mariages augmentent, tout comme les divorces et les familles monoparentales ou recomposées. La taille des familles diminue et les enfants restent plus tardivement chez leurs parents.
Le PACS en 1999, puis le mariage pour tous en 2013, ont permis aux couples homosexuels d'acquérir des droits importants et une existence officielle.
En 2015, 800 000 enfants sont nés en France ; 239 000 mariages ont été célébrés, dont 8 000 de couples homosexuels. 815 enfants étrangers ont pu être adoptés.

2 Analyse

A| Les conséquences

La baisse de la natalité aura des impacts dans quelques années : la nouvelle génération ne sera plus assurée, les retraites vont poser de graves problèmes, notre population vieillira et ira en diminuant.
La pauvreté, la précarité touchent les parents élevant seuls leurs enfants (surtout des femmes).
Les divorces, sources de tensions et de conflits, entraînent des problèmes financiers.
Les couples français découragés se tournent vers l'adoption internationale avec des revers de situation parfois dramatiques (handicap, enfants vendus...).
Mais cette adoption devient elle aussi de plus en plus difficile ; le nombre d'enfants adoptés a diminué de plus de 50 % en quatre ans.

B| Les solutions

La politique familiale en France encourage la natalité (PAJE : prestation d'accueil du jeune enfant, allocations familiales, aide à la garde d'enfants) ; elle aide financièrement les familles nombreuses et les femmes à concilier famille et travail (congé parental, modes de garde, allocations).
En 2003, la loi sur la famille a été reformée :
– l'autorité parentale est accordée en dehors des liens du mariage, tous les pères ont droit à un congé paternité rémunéré de 15 jours à la naissance de chaque enfant ;
– la possibilité d'accoucher sous X est maintenue, mais on incite les mères à laisser des informations sur leur histoire ou leur identité. L'accès aux origines est également facilité et homogénéisé sur le territoire, par la création d'un organisme de médiation.

Face à l'allongement de la durée des études, certaines prestations familiales sont prolongées jusqu'à 22 ans pour les étudiants, 20 ans pour les jeunes sans ressources. Les modalités d'adoption sont homogénéisées dans les départements, et l'adoption internationale est encadrée par des associations et des structures officielles. Elle est désormais accessible à tous les couples mariés, quel que soit le sexe des parents.

QCM 14

1. Selon vous, combien existe-t-il de modèles familiaux ?

- ▢ **A** Un
- ▢ **B** Deux
- ▢ **C** Trois
- ▢ **D** Quatre

2. Quelles sont les fonctions principales de la famille ?

- ▢ **A** Protection
- ▢ **B** Transmission
- ▢ **C** Socialisation
- ▢ **D** Reproduction

3. Depuis leur création en 2013, combien de mariages homosexuels ont été célébrés ?

- ▢ **A** 2 000
- ▢ **B** 10 500
- ▢ **C** 215 500
- ▢ **D** 25 500

4. L'âge minimal pour le mariage des filles est désormais de 15 ans.

- ▢ **A** Vrai
- ▢ **B** Faux

5. Le divorce peut être prononcé :

- ▢ **A** pour faute grave
- ▢ **B** pour rupture du lien parental
- ▢ **C** par consentement mutuel
- ▢ **D** pour rupture du lien conjugal

6. Depuis 2002, l'accouchement sous X n'est plus autorisé en France.

- ▢ **A** Vrai
- ▢ **B** Faux

Fiche 15

Les grands réseaux de communication

Communiquer c'est transmettre, porter à la connaissance, faire partager, être en rapport, entretenir une correspondance, des relations avec quelqu'un.

1 À savoir

Les médias sont définis comme tous les supports de diffusion de l'information. Ils constituent à la fois un moyen d'expression et un intermédiaire transmettant un message à l'intention d'un groupe. En quelques décennies, de nombreux moyens de communication sont apparus et se sont développés : presse écrite, télévision, Internet, téléphone mobile, SMS, réseaux sociaux...
95 % des téléchargements de musique sont illégaux.
95 % des 15-19 ans ont un téléphone portable.
En France, plus de 70 millions de cartes SIM sont activées.
Plus de 70 % des enfants surfent seuls sur Internet.

2 Analyse

A| Les avantages

Tous ces réseaux de communication sont de formidables sources de progrès, leurs évolutions technologiques continues sont stimulantes et permettent à un nombre croissant de personnes de communiquer. Ainsi ils favorisent une ouverture au monde, à la connaissance, un accès à l'information pratiquement en temps réel.
Ils nous donnent un fort sentiment de liberté, nous pouvons rester en contact partout et à tout moment ; cet aspect est également rassurant pour les parents ou la famille. Ils constituent un outil de travail performant pour des millions de personnes et d'entreprises.

B| Les inconvénients

Ce flot d'informations et d'échanges à une échelle mondiale peut être inquiétant car tout ne peut être contrôlé ou vérifié ; ainsi les informations qui circulent sont parfois inexactes, déformées de manière intentionnelle ou non. Les échanges peuvent parfois être dangereux pour des enfants ou adolescents, les transformant en proie pour certains pédophiles par exemple. Le flot des images permanentes et leur force peuvent engendrer passivité, manque de recul de communication. Les sectes se développent aussi beaucoup *via* Internet.
Des cas de plus en plus nombreux de dépendance sont recensés, que ce soit au téléphone portable ou à Internet ; sans aller jusque-là, on peut évoquer la gêne occasionnée par les sonneries et conversations téléphoniques au cinéma, au restaurant, ou le danger du téléphone au volant.
Un nombre croissant de personnes et d'associations dénoncent les effets nocifs d'une exposition aux ondes électromagnétiques générées par les téléphones portables ainsi que les antennes relais des différents opérateurs.

C| Les solutions

L'Office central de lutte contre la criminalité liée aux technologies de l'information et de la communication réalise des enquêtes judiciaires ou y apporte son aide technique, met en place des logiciels de verrouillage pour Internet. Des codes à la télévision informent du degré de violence des programmes. Les paiements par carte bleue sur le Net sont sécurisés.

Les conducteurs qui téléphonent peuvent être sanctionnés lourdement.

Depuis 2014, la MIVILUDES (mission interministérielle de vigilance et de lutte contre les dérives sectaires) étudie le réseau internet pour y détecter les dérives sectaires.

QCM 15

1. « Moyens de diffusion, de distribution ou de transmission de signaux porteurs de messages écrits, sonores, visuels. » Cette définition correspond :

- ▢ **A** à Internet
- ▢ **B** à la télévision
- ▢ **C** aux médias
- ▢ **D** au cinéma

2. Internet est né à la fin des années :

- ▢ **A** 1960
- ▢ **B** 1970
- ▢ **C** 1980
- ▢ **D** 1990

3. La CNIL est une autorité administrative indépendante chargée de veiller à la protection :

- ▢ **A** des données personnelles
- ▢ **B** de la vie privée
- ▢ **C** des informations circulant sur Internet
- ▢ **D** des droits du citoyen

4. Qu'est-ce que le « quatrième pouvoir » ?

- ▢ **A** Internet
- ▢ **B** La presse politique
- ▢ **C** L'idée d'une forte influence des médias
- ▢ **D** Le quatrième art

5. Les télécommunications ne comprennent pas :

- ▢ **A** la radio
- ▢ **B** la télévision
- ▢ **C** la presse
- ▢ **D** le téléphone

6. L'abréviation CSA est celle de :

- ▢ **A** Comité de sécurité de l'audiovisuel
- ▢ **B** Contrôle sécurité et assistance
- ▢ **C** Contrôle de la santé et des accidents
- ▢ **D** Conseil supérieur de l'audiovisuel

Fiche 16

Le chômage

Le chômage, défini comme l'absence involontaire d'emploi, est le résultat de la différence entre les offres et les demandes d'emploi. La définition du mot chômeur varie selon les organismes chargés de la mesure du chômage : ce sera une personne sans emploi, inscrite au Pôle Emploi, immédiatement disponible, à la recherche d'un temps plein à durée indéterminée, ou bien, selon le Bureau international du travail (BIT), une personne en âge de travailler, de 15 à 74 ans, privée d'emploi et qui en recherche un.

1 À savoir

En 2016, le taux de chômage avoisine 10 % ; on dénombre 3,7 à 5,5 millions de chômeurs (selon les définitions). Parmi eux, 1,2 million de personnes déclarent rechercher un emploi depuis au moins 12 mois.
Les personnes de plus de 50 ans éprouvent toujours des difficultés à retravailler, tout comme les chômeurs de longue durée (plus d'un an d'inscription).

2 Analyse

A| Les causes

Elles sont multiples : économie peu propice, manque de croissance, mécanisation et robotisation de la production qui demande moins de main-d'œuvre, évolutions technologiques rapides, transformation des métiers qui exigent plus de qualification ou de mobilité géographique, auxquelles ne peuvent pas répondre tous les chômeurs.
La crise économique depuis 2008 a fait fortement remonter les inscriptions au Pôle Emploi.

B| Les conséquences

Sur l'individu : baisse des revenus, restrictions du niveau de vie (voiture, mutuelle, loisirs…), précarisation, stress, dévalorisation de l'estime de soi, dépression, perte des rythmes journaliers et hebdomadaires (semaine/week-end), découragement quand la recherche n'aboutit pas rapidement, difficultés familiales, sentiment d'inutilité, peur de ne plus être capable de travailler, difficultés de santé, isolement, rejet…
Sur la société : augmentation du surendettement, de l'insatisfaction sociale, peur des salariés de perdre eux aussi leur emploi, baisse de la consommation, déséquilibre des retraites…

C| Les solutions

Les allocations versées aux demandeurs d'emploi ne sont plus dégressives et permettent de s'appuyer sur un montant fixe, pour une durée déterminée, en échange de la construction d'un parcours de recherche d'emploi, de formation ou de construction de projet professionnel.

Les aides à l'embauche destinées aux employeurs du secteur privé et public : exonération de charges, participation financière aux frais de formation ; par exemple, les contrats uniques d'insertion, les emplois d'avenir...
Les réformes dans l'organisation et le Code du travail visent à améliorer l'emploi et la compétitivité, comme la loi sur les 35 heures de 2002. De même, en 2016, la loi Travail assouplit les contraintes liées au Code du travail pour privilégier les négociations dans les entreprises.

QCM 16

1. Que représente la population active ?

- ▢ **A** Les personnes en âge de travailler
- ▢ **B** Les seuls salariés disposant d'un emploi
- ▢ **C** Les personnes disposant d'un emploi et celles qui en recherchent un
- ▢ **D** Les personnes disposant d'un emploi ou non et les militaires du contingent

2. Quel organisme a pour mission principale d'aider à la régulation du travail ?

- ▢ **A** L'APEC
- ▢ **B** L'Unedic
- ▢ **C** Le FMI
- ▢ **D** L'AGEFIPH
- ▢ **E** Pôle Emploi

3. La loi Travail est relative à :

- ▢ **A** la modernisation du dialogue social
- ▢ **B** la sécurisation des parcours
- ▢ **C** l'augmentation des cotisations sociales
- ▢ **D** la réduction du temps de travail

4. Quelles peuvent être les causes du chômage ?

- ▢ **A** Le manque de formation
- ▢ **B** Le licenciement
- ▢ **C** Le manque d'emploi dans le secteur professionnel
- ▢ **D** Les maladies à incidences sociales

Fiche 17

La délinquance

La délinquance peut se définir comme l'ensemble des crimes et des délits commis : toutes les atteintes aux personnes et aux biens d'une société. On parle de petite, moyenne et grande délinquance en fonction de la gravité des actes et du taux de récidive. La violence est une forme de délinquance et peut se caractériser par l'emploi de la force brutale, la contrainte, l'agression.

1 À savoir

Les formes de délinquance sont le vol, le racket, le cambriolage, le recel, l'escroquerie, l'homicide, le piratage informatique, le harcèlement sexuel, l'incendie criminel, la dégradation de biens, les coups et blessures, les injures...

Un crime est jugé par une cour d'assises, un délit par un tribunal correctionnel.

Les violences peuvent être verbales (insultes, menaces), physiques (coups, homicide), psychologiques (chantage, harcèlement)...

Les atteintes aux personnes sont en augmentation, particulièrement le chantage et les menaces, les violences sexuelles et la violence gratuite.

On recense 68 200 détenus dans les prisons françaises ; le taux de suicide y est inquiétant, le suivi psychiatrique insuffisant.

2 Analyse

A| Les causes

- Individuelles : on peut évoquer la fragilité psychologique, les carences éducatives, les problèmes relationnels, le désarroi des parents, les soucis financiers, le sentiment d'injustice face aux biens des autres.
- Sociales : il existe de grandes inégalités sociales et financières, posséder donne de l'importance, les populations en difficulté et sans activité sont regroupées dans de grands quartiers ; la violence est banalisée dans les jeux vidéo et les médias (tous les experts ne sont pas d'accord sur l'impact de cette violence sur les personnes).

Le développement de la délinquance dans les zones rurales et périurbaines peut s'expliquer par le manque d'activité professionnelle et culturelle dans ces secteurs, par l'arrivée de délinquants issus des villes, qui viennent y sévir puis repartent.

B| La lutte et la prévention

Des actions sont menées pour améliorer les conditions de logement, créer des activités sportives et culturelles dans les quartiers « sensibles », renforcer l'îlotage afin de favoriser un climat de confiance. Des éducateurs ou des associations favorisent la qualification et aident les parents.

Le dispositif de lutte contre la délinquance juvénile est renforcé par la création de centres éducatifs fermés accueillant les mineurs délinquants, le renforcement des contrôles d'identité, l'élargissement dans la reconnaissance des crimes et délits : sont maintenant considérés comme tels le harcèlement sexuel, le tag...

La comparution immédiate et les juges de proximité permettent de désengorger les services de justice, les maisons d'arrêt, et accélèrent les procédures.

De nouveaux établissements pénitentiaires sont construits pour améliorer les conditions de vie, de formation, et les aides à la réinsertion sont optimisées. Suite au vote de la loi relative à la prévention de la récidive et à l'individualisation des peines du 15 août 2014, dite « réforme pénale », le gouvernement met en place une « stratégie nationale de prévention de la délinquance ». Principaux objectifs pour 2013-2017 : prévention pour les jeunes les plus exposés et amélioration de la tranquillité publique.

QCM 17

1. La délinquance en « col blanc » concerne :

- ▢ **A** la violence sur les personnes âgées
- ▢ **B** les détournements de fonds
- ▢ **C** les moins de 18 ans
- ▢ **D** la violence en milieu hospitalier

2. La surpopulation carcérale touche particulièrement les prisons françaises.

- ▢ **A** Vrai
- ▢ **B** Faux

3. Qu'est-ce que le « happy slapping » ?

- ▢ **A** Une technique de poursuite des délinquants
- ▢ **B** Un instrument servant à immobiliser un suspect en fuite
- ▢ **C** Un film d'un acte de violence avec un téléphone mobile
- ▢ **D** Une conduite caractérisée par des délits répétés

4. Qu'est-ce que l'îlotier ?

- ▢ **A** Un insulaire
- ▢ **B** Un esclave
- ▢ **C** Une petite île
- ▢ **D** Un policier

5. « Personne vivant en marge de la société parce qu'elle en refuse les normes ou n'y est pas adaptée. » Cette définition est celle du :

- ▢ **A** délinquant
- ▢ **B** criminel
- ▢ **C** coupable
- ▢ **D** marginal

6. Les centres éducatifs fermés accueillent des délinquants :

- ▢ **A** mineurs
- ▢ **B** sexuels
- ▢ **C** multirécidivistes
- ▢ **D** âgés

Fiche 18

La pauvreté et les exclusions

On peut définir comme pauvres les personnes dont les ressources sont si faibles qu'elles sont exclues du mode de vie, des habitudes et des activités normales de l'État dans lequel elles vivent. Le seuil de pauvreté est évalué à 1 008 € par mois pour une personne seule. La précarité est une situation de fragilité économique et sociale, qui peut conduire à la pauvreté et l'exclusion.

1 À savoir

La pauvreté en France concerne entre 8 et 14,3 % de la population.
4,9 millions de personnes en France bénéficient des minima sociaux mais 6 millions de personnes en vivent.
On dénombre 3,8 millions de mal-logés en France.
Parmi les personnes les plus touchées par la pauvreté, on recense les jeunes de 15 à 25 ans, les familles monoparentales et les travailleurs non qualifiés.
Le quart-monde : les personnes en situation de pauvreté dans les pays développés.
Illettrisme : difficultés de personnes scolarisées en France face aux écrits de la vie quotidienne. 7 % de la population adulte est concernée.

2 Analyse

A| Les causes

Elles sont nombreuses : chômage ou emploi précaire sans qualification, surendettement, problèmes familiaux (divorces, parents isolés), niveau scolaire ou de formation insuffisant, isolement, handicap, âge (baisse des revenus à la retraite, isolement), maladie, toxicomanie, alcoolisme, passé carcéral…

B| Les conséquences

Exclusion du logement : les logements sont rares, chers, regroupés et isolés de la vie culturelle et économique des villes.
Exclusion de l'emploi : chercher du travail coûte de l'argent, demande parfois une voiture ; travailler engendre des frais de garde, de repas à l'extérieur. Un emploi peu rémunéré peut engendrer beaucoup de frais : 80 % des personnes sous le seuil de pauvreté ont un emploi !
Exclusion de la culture, des loisirs et de la consommation.
Exclusion de l'enseignement : longueur et coût des études, difficultés des parents, classes bruyantes, enseignants découragés, problème d'illettrisme.
Transmission de la pauvreté et difficulté d'en sortir pour les enfants.
Exclusion de la santé : moins bonne accessibilité aux soins, à la prévention.

C| Les moyens de lutte

Les caisses d'allocations familiales distribuent des aides, selon la situation et les revenus : revenu de solidarité active (RSA) qui remplace RMI et allocation parent isolé, allocation de rentrée scolaire, allocations logement, chèques-vacances…

Le tissu associatif agit sur le terrain : distribution de repas et de vêtements, conseils, soins médicaux gratuits, hébergement de nuit…
L'aide sociale : secours d'urgence, aide alimentaire, aide à l'hébergement.
Les services sociaux : information, conseil, aide aux démarches administratives, aide au montage de dossiers, aux financements…
L'État : augmentation du parc de logements pour les grandes familles et les personnes isolées, formation des travailleurs sociaux sur les aspects psychologiques et la prise en charge efficace des personnes en situation de précarité, développement des épiceries sociales, lutte contre l'illettrisme, diminution des charges d'électricité et de téléphone sous condition de ressources…

QCM 18

1. Quel est le nombre d'enfants pauvres en France ?

- ▢ **A** 500 000
- ▢ **B** 800 000
- ▢ **C** 1,5 million
- ▢ **D** 3 millions

2. « Niveau de revenus au-dessous duquel un ménage est considéré comme pauvre. » Cette définition est celle :

- ▢ **A** de la pauvreté
- ▢ **B** du seuil de pauvreté
- ▢ **C** du seuil d'exclusion
- ▢ **D** de l'inflation

3. Sur les 7 milliards d'habitants de la planète, près d'un milliard vit avec moins de 2 dollars par jour.

▢ **A** Vrai ▢ **B** Faux

4. « Personne qui n'a pas appris à lire et à écrire. » Cette définition est celle :

- ▢ **A** de l'illettré
- ▢ **B** du marginal
- ▢ **C** de l'analphabète
- ▢ **D** de l'inculte

5. Quel est le pourcentage d'illettrés en France ?

▢ **A** 1 % ▢ **B** 5 % ▢ **C** 7 % ▢ **D** 10 %

6. Qu'est-ce que le saturnisme ?

- ▢ **A** Une maladie de l'espace
- ▢ **B** Un trouble alimentaire
- ▢ **C** Un mal des transports
- ▢ **D** Une intoxication par le plomb

Fiche 19

Les maltraitances

Maltraiter c'est infliger des violences, des mauvais traitements, qui auront des conséquences physiques et psychologiques. C'est aussi négliger l'autre, ne pas veiller à son bien-être, son développement. On distingue les violences physiques, psychologiques et sexuelles.
On définit la pédophilie comme l'attirance sexuelle pour de jeunes enfants.

1 À savoir

En France, on estime que plus de 270 000 mineurs ont bénéficié de mesures de protection de l'enfance dans l'année.
On trouve au premier rang des maltraitances les violences physiques, puis les abus sexuels, enfin les négligences graves et les violences psychologiques.
10 % des personnes âgées subiraient des maltraitances à leur domicile ; ces maltraitances concernent les abus financiers et les violences psychologiques. Les maltraitants sont en majorité des membres de la famille.
La Suède (en 1979), l'Allemagne (en 2000), l'Italie (en 1996) ont voté des lois interdisant la fessée, voire la tape ou la gifle.

2 Analyse

A| Les causes

La maltraitance touche tous les milieux sociaux, elle n'a pas de lien particulier avec la situation financière. Les causes sont multiples, et souvent associées : naissance non désirée, enfant d'un premier mariage, enfant handicapé, parents maltraités pendant leur enfance, alcoolisme, toxicomanie, difficultés relationnelles ou affectives, difficultés matérielles, isolement, difficultés familiales, carences éducatives des parents, problèmes psychiatriques.

B| Les conséquences

Violence physique : coups, brûlures, lacérations...
Violence sexuelle : inceste, viol, caresses, attouchements, attentat à la pudeur, utilisation à des fins pornographiques, toute proximité corporelle érotisée...
Violence psychologique et négligence : climat de terreur, exigences disproportionnées, menaces ou chantage, indifférence, mépris, rejet, humiliations...

C| La lutte et la prévention

Le signalement est obligatoire pour toute personne qui constate ou suppose un cas de maltraitance. Il se fait par écrit ou par téléphone (numéro vert). Une équipe pluridisciplinaire (assistante sociale, médecin...) évalue la situation et les dispositions à prendre : proposition de placement, aide éducative, signalement à la justice.
Le service national d'accueil téléphonique pour l'enfance maltraitée – numéro vert (119) pour les appels d'enfants victimes – recueille les signalements, donne des

conseils et des renseignements, transmet des informations aux services départementaux, assure le suivi statistique.
L'aide aux familles est renforcée, l'encadrement, l'aide éducative, le suivi psychologique, les conseils conjugaux sont assurés…
Les contrôles à l'embauche des personnels de l'enfance luttent contre la pédophilie, et la levée du secret professionnel facilite les signalements.
La coopération internationale lutte contre le tourisme sexuel.
La surveillance, le repérage des sites pédophiles sur Internet, permettent le démantèlement des filières grâce à la coordination entre pays.
L'information des enfants sur le respect du corps, les dangers, grâce à des brochures, des livres, des informations dans les écoles, collèges et lycées visent à leur donner les bons réflexes face à des prédateurs éventuels.

QCM 19

1. Une femme sur cent est victime de violence conjugale.
- ▢ **A** Vrai
- ▢ **B** Faux

2. Les auteurs de maltraitance envers les personnes âgées sont le plus souvent :
- ▢ **A** les proches
- ▢ **B** les médecins
- ▢ **C** les professionnels
- ▢ **D** les travailleurs sociaux

3. Qu'est-ce qu'une UMJ ?
- ▢ **A** Urgence médicale et judiciaire
- ▢ **B** Unité médico-judiciaire
- ▢ **C** Union des médecins et juristes
- ▢ **D** Unité municipale juridique

4. À quels organismes peut-on et doit-on signaler une suspicion de maltraitance sur un enfant ?
- ▢ **A** Les ARS
- ▢ **B** La mairie
- ▢ **C** L'hôpital
- ▢ **D** La PMI

5. Le syndrome de Silverman concerne :
- ▢ **A** les enfants battus
- ▢ **B** les adolescents suicidaires
- ▢ **C** les enfants victimes de sévices sexuels
- ▢ **D** les nouveau-nés présentant un retard mental

Fiche 20

L'environnement et la pollution

L'environnement est défini comme l'ensemble des conditions naturelles et culturelles susceptibles d'avoir une action sur les organismes vivants ainsi que sur leurs activités. La pollution est une dégradation de l'environnement qui peut le rendre malsain ou dangereux. L'écologie est la science qui étudie les rapports entre les organismes et le milieu dans lequel ils vivent.

1 À savoir

L'ozone est la principale cause de pollution des villes : il est produit par la dégradation de l'oxygène, engendrée par les émissions de gaz et la chaleur. Il ne faut pas le confondre avec la couche d'ozone, une couche de l'atmosphère nous protégeant des ultraviolets.

25 millions de tonnes de déchets plastiques sont produits par an en Europe, et 25 % seulement sont recyclés.

Le bruit est également une source de pollution importante ; il est ressenti comme la première source de nuisance.

2 Analyse

A| Les causes de la pollution

L'air peut être pollué par les dioxydes de soufre (combustion du charbon, du fuel), les oxydes d'azote, les poussières, les monoxydes de carbone (moteurs), l'ozone (pollution associée aux ultraviolets).

L'eau douce et les sols peuvent être pollués par les nitrates (engrais, résidus d'élevages), les pesticides, le phosphore (rejets urbains, industriels), le plomb, l'ammonium, les matières organiques (rejets urbains, agricoles), les dioxines (incinérateurs, incendies de forêts).

La mer peut être polluée par les détergents, les pesticides, les métaux lourds, les hydrocarbures (naufrages de pétroliers, dégazages illicites), les produits chimiques (industries, naufrages), les substances radioactives.

B| Les conséquences

Sur les hommes : les allergies, l'asthme, les insuffisances respiratoires chroniques, les cancers, le décès des plus fragiles.

Sur les animaux : la pollution entraîne la mort de millions d'animaux, un risque de disparition ou de mutation de certaines espèces.

Sur l'environnement : on connaît les pluies acides, l'effet de serre, le réchauffement de la planète avec les risques de bouleversement des climats, la sécheresse, la montée des océans, le déséquilibre de la chaîne alimentaire, la diminution de la qualité de l'air et des stocks d'eau potable.

C| Les moyens de lutte

- Individuels : utilisation d'essence sans plomb, de produits biodégradables, contrôles antipollution, tri des déchets, respect de la nature, diminution de la consommation d'eau, d'électricité...

■ Collectifs : la taxe carbone, le Grenelle de l'environnement en France, la conférence de Rio en juin 2012, la conférence de Paris en 2015, sont autant d'efforts pour lutter contre l'émission des gaz à effets de serre, le réchauffement de la planète, la déforestation, la pollution des eaux, et inciter les populations et les entreprises à participer à cet effort écologique.

QCM 20

1. Les chlorofluorocarbones (CFC) sont des gaz :

- ▢ **A** composés de carbones et d'halogènes
- ▢ **B** détruisant la couche d'oxygène
- ▢ **C** diminuant la température de la Terre
- ▢ **D** ayant la propriété d'absorber beaucoup de chaleur

2. Quel pays est le plus gros émetteur de dioxyde de carbone ?

- ▢ **A** La Russie
- ▢ **B** Les États-Unis
- ▢ **C** L'Inde
- ▢ **D** La Chine

3. Quels types de déchets peut-on trouver dans l'environnement ?

- ▢ **A** Hospitaliers
- ▢ **B** Ménagers
- ▢ **C** Agricoles
- ▢ **D** Industriels

4. L'air contient environ 80 % d'oxygène et 20 % d'azote.

- ▢ **A** Vrai
- ▢ **B** Faux

5. Les polluants de l'eau sont :

- ▢ **A** les déchets
- ▢ **B** les détergents
- ▢ **C** les hydrocarbures
- ▢ **D** les engrais

6. Le bruit est également considéré comme une pollution.

- ▢ **A** Vrai
- ▢ **B** Faux

7. La pollution peut être :

- ▢ **A** écologique
- ▢ **B** biologique
- ▢ **C** chimique
- ▢ **D** sonore

Fiche 21

Les métiers de la santé

Ces métiers sont définis et réglementés par le Code de la santé publique ; ils englobent toutes les professions qui ont pour but le maintien ou le rétablissement de la santé, la prévention et le confort des personnes présentant des pathologies, des handicaps, ou qui ont besoin d'une aide, d'un accompagnement.

1 À savoir

On dénombre environ 1,8 million de professionnels de santé en activité en France, dont environ 638 000 infirmiers, 400 000 aides-soignants et auxiliaires de puériculture, 286 000 médecins.

On distingue plusieurs catégories : les professions médicales, qui regroupent les médecins généralistes ou spécialistes, les sages-femmes, les dentistes et les pharmaciens ; les professions paramédicales, regroupant infirmières, masseurs kinésithérapeutes, orthophonistes, orthoptistes, psychomotriciens, pédicures podologues, ergothérapeutes, audioprothésistes, opticiens, manipulateurs en électroradiologie.

Puis les professions non médicales, de « soins à la personne », comme les aides-soignants, auxiliaires de puériculture et agents de service hospitalier.

Tous ces métiers exigent un diplôme pour être pratiqués, à l'exception de l'agent de service, et presque tous peuvent être exercés soit en libéral soit en salariat, sauf les aides-soignants, auxiliaires de puériculture, ergothérapeutes et manipulateurs en électroradiologie qui ne peuvent exercer qu'en tant que salariés.

2 Analyse

A| Les problèmes

La population de ces professionnels vieillit, surtout celle des médecins, des pharmaciens et des infirmiers. Certaines professions tendent à disparaître comme les infirmiers psychiatriques car la formation spécifique a été supprimée, ou la gynécologie médicale. Le nombre de médecins va continuer à baisser à cause de nombreux départs en retraite prévus dans les prochaines années.

La répartition des professionnels de santé présente des inégalités sur notre territoire : le milieu rural souffre d'une pénurie de soignants, à l'exclusion des pharmaciens. On parle alors de déserts médicaux.

De très nombreuses personnes ont pendant des années tenu des fonctions d'aide-soignant sans en avoir le diplôme et doivent maintenant faire face aux exigences de qualité et de sécurité du milieu de la santé ; sans diplôme, elles risquent de perdre leur emploi ou deviennent agent de service.

B| Les solutions

Le nombre de places accordées à l'entrée des écoles préparant à ces différents diplômes est déterminé en fonction des prévisions et des études démographiques ; par exemple, les places en instituts de formation en soins infirmiers ont doublé depuis les années 1980.

De nombreuses passerelles et équivalences existent entre les différents métiers afin de permettre des évolutions et des adaptations aux besoins. La reconnaissance grâce à la VAE (validation des acquis de l'expérience) des compétences des personnes ayant « fait fonction de » leur permet d'obtenir le diplôme d'aide-soignant ou d'auxiliaire de puériculture.

QCM 21

1. Toutes les professions de santé sont sanctionnées par un diplôme d'État.

- ▢ **A** Vrai
- ▢ **B** Faux

2. Qu'est-ce que le *numerus clausus* ?

- ▢ **A** Une infection sexuellement transmissible
- ▢ **B** Un nouveau traitement en service de gériatrie
- ▢ **C** Le nombre limite d'admission à un concours
- ▢ **D** Une technique de soins de réanimation

3. Pourquoi la France a-t-elle fait appel à des infirmiers espagnols au début des années 2000 ?

- ▢ **A** Pour apprendre la langue
- ▢ **B** En raison du passage à l'euro
- ▢ **C** En raison d'une pénurie d'infirmiers français
- ▢ **D** Pour former les aides-soignants

4. L'ostéopathie est une profession médicale.

- ▢ **A** Vrai
- ▢ **B** Faux

5. « Ensemble des soins hygiéniques et médicaux destinés à assurer le confort et la propreté des malades hospitalisés (personnes handicapées ou personnes alitées). » Cette définition est celle :

- ▢ **A** du nursing
- ▢ **B** de palliatif
- ▢ **C** du soin
- ▢ **D** de la toilette

6. La dénomination « auxiliaire de vie sociale » désigne :

- ▢ **A** les aides à domicile
- ▢ **B** les aides ménagères
- ▢ **C** les auxiliaires de vie
- ▢ **D** les auxiliaires familiales

Fiche 22

Les établissements de santé

Ces structures doivent assurer le diagnostic, la surveillance et le traitement aux personnes malades, blessées et aux femmes enceintes. Elles doivent également participer aux actions de prévention et d'éducation à la santé.
(Leur rôle est défini par le Code de la santé publique.)

1 À savoir

On dénombre environ 3 000 établissements de santé en France.
Plus d'un million de personnes, toutes professions confondues, y travaillent.
Ces structures peuvent avoir un statut public, financé par l'État : on y trouve les centres hospitaliers généraux, spécialisés, régionaux, ou universitaires.
Ces structures peuvent avoir un statut privé ; on y trouve des établissements à but non lucratif, assimilés au secteur public, d'autres à but lucratif comme les cliniques, conventionnés par la Sécurité sociale mais qui négocient leurs tarifs.
Quel que soit leur statut, ces établissements peuvent proposer des séjours de courte durée, des soins de rééducation ou de réadaptation, des séjours de longue durée pour des personnes ayant perdu leur autonomie, voire une surveillance médicale ou des traitements d'entretien.

2 Analyse

A| Les problèmes

Les soins hospitaliers représentent environ 45 % des dépenses de santé : pour réduire ces dépenses, les budgets annuels ont été réduits et des services jugés peu rentables fermés ; cette restructuration et réorganisation géographique des soins pose parfois des problèmes d'accès aux soins. Les directeurs d'hôpitaux se plaignent du manque de moyens, surtout pour l'achat du matériel de pointe, toujours plus performant et onéreux. Les hôpitaux manquent cruellement de personnel soignant : chirurgiens, infirmières, aides-soignants…
Les conditions de travail s'en trouvent donc modifiées, et deviennent de plus en plus pénibles ; la médiatisation de cette situation ne relance pas les candidatures.
Les infections nosocomiales (infections contractées à l'hôpital) sont un sujet préoccupant : elles touchent environ 5 % des patients, surtout les plus fragilisés.
L'hospitalisation est toujours vécue comme une période difficile pour le patient et sa famille, une source de stress (soins agressifs, manque d'écoute, impression d'être « à la merci » des équipes…).

B| Les solutions

Dans le cadre de la loi Santé, le gouvernement vise une économie de 3 milliards d'euros d'ici 2017 pour les hôpitaux, économie entendue comme l'évolution maîtrisée de l'augmentation des dépenses. Les efforts portent sur la maîtrise de la masse salariale, la mutualisation des achats des hôpitaux avec l'obtention de meilleurs tarifs auprès des fournisseurs, le développement de la chirurgie ambulatoire et la réduction de la durée d'hospitalisation.

Les alternatives à l'hôpital se développent : l'hospitalisation de jour, les consultations externes, les soins ambulatoires et à domicile ; le maintien à domicile des personnes âgées s'est développé et a amélioré leur bien-être.
La lutte contre les infections nosocomiales est une préoccupation permanente.
Beaucoup de progrès ont été effectués pour améliorer les conditions de séjour : scolarisation des enfants, intervention d'associations d'accompagnement, animation musicale ou culturelle, visites de clowns, création de maison pour les parents à proximité des établissements...

QCM 22

1. Des aides-soignants et des auxiliaires de puériculture peuvent intervenir au sein des services de soins infirmiers à domicile (SSIAD).
- ▢ **A** Vrai
- ▢ **B** Faux

2. Un centre d'orthogénie :
- ▢ **A** accueille des personnes dépendantes
- ▢ **B** correspond au planning familial
- ▢ **C** aide à la procréation médicalement assistée
- ▢ **D** régule les naissances

3. Qu'est-ce qu'un CANTOU ?
- ▢ **A** Une structure pour les personnes alcooliques
- ▢ **B** Un organisme de formation aux professions de santé
- ▢ **C** Un établissement pour personnes âgées
- ▢ **D** Un centre de psychothérapie

4. Les infections nosocomiales sont des maladies :
- ▢ **A** affectant le nez
- ▢ **B** provoquées par un type particulier d'insectes
- ▢ **C** provoquant des plaies malodorantes
- ▢ **D** contractées à l'hôpital

5. La chirurgie ambulatoire permet au patient de sortir quelques heures après l'intervention.
- ▢ **A** Vrai
- ▢ **B** Faux

23

Fiche

Les infections nosocomiales

Les infections nosocomiales sont définies comme des maladies infectieuses contractées pendant une hospitalisation. Mais cette définition peut être élargie aux infections contractées au cours d'un séjour dans un établissement de soins. Elles peuvent être directement liées aux soins eux-mêmes ou survenir pendant le temps de séjour.

1 À savoir

Ces infections touchent entre 5 et 7 % des patients hospitalisés. On recense en majorité les infections urinaires (30 %), puis les infections respiratoires.
Les services les plus touchés : réanimation, chirurgie et cancérologie.
Les infections nosocomiales sont responsables de plus de 4 000 décès par an.
La France est dans la moyenne des pays développés en ce qui concerne le nombre de cas, mais connaît une plus grande résistance des bactéries aux antibiotiques.

2 Analyse

A| Les causes

Elles peuvent venir du patient lui-même ; ce sont les causes endogènes : le patient peut porter des germes inoffensifs en temps normal pour une personne en bonne santé, mais pathogènes dans un moment de fragilité particulier.
La fragilité du patient est donc un facteur aggravant ; les plus exposés sont les plus fragiles. Par exemple, les personnes en bonne santé ne courent que 1 à 2 % de risque de contracter une infection nosocomiale.
Les causes peuvent être extérieures au patient ; ce sont des causes exogènes : les germes sont nombreux dans les lieux publics, y compris les hôpitaux ou les cliniques (matériel de soin, surfaces, visiteurs, personnel...).
La nature même des soins influe sur le risque d'infection : les soins agressifs, dits invasifs car ils passent le barrage de la peau (sonde, perfusion, acte chirurgical), sont plus fréquemment sources d'infection.

B| Les conséquences

En plus des décès déjà évoqués, on peut citer l'allongement des temps de séjour, l'augmentation des traitements par antibiotiques, les complications.

C| Les moyens de lutte

Pour les causes endogènes, les moyens de prévention sont plus difficiles à trouver ; pour les personnes particulièrement immunodéprimées, un traitement antibiotique préventif est proposé. Pour lutter contre les causes exogènes, le respect des précautions d'hygiène pendant les soins est indispensable, tout comme l'usage de matériel stérile et à usage unique.
L'hygiène des mains mais aussi l'hygiène corporelle des soignants est primordiale, ainsi que la tenue à jour de leurs vaccins.
Pour l'hygiène des locaux ou de l'environnement immédiat du patient, il existe des protocoles permettant à tous de travailler le plus efficacement possible.

Le Comité de lutte contre les infections nosocomiales (CLIN) tient à jour les statistiques, surveille, évalue la diffusion et l'application des bonnes pratiques, assure la formation des personnels et coordonne les actions inter-hospitalières.
Depuis 2007, 98,8 % des établissements disposent d'un CLIN.
Le système de surveillance (e-SIN) mis en place en 2012 facilite l'émission et la gestion des signalements des infections nosocomiales.
Le plan national d'alerte sur les antibiotiques 2011-2016 fixe l'objectif quantifié de réduire de 25 % la consommation d'antibiotiques et met l'accent sur la surveillance de la résistance bactérienne aux antibiotiques, comme précédemment le plan national de lutte contre les infections nosocomiales (2009-2013).

QCM 23

1. Chaque année, combien de personnes contractent-elles une infection nosocomiale ?

▢ **A** 1 500 ▢ **B** 15 000 ▢ **C** 8 000 ▢ **D** 4 000

2. Les antibiotiques sont des médicaments ayant la propriété de tuer les virus.

▢ **A** Vrai ▢ **B** Faux

3. Le CLIN est un Comité de lutte contre :

▢ **A** l'hygiène hospitalière
▢ **B** le virus du sida
▢ **C** les infections nosocomiales
▢ **D** la chirurgie esthétique

4. « Destruction momentanée des germes infectieux se trouvant hors de l'organisme, à la surface du corps. »
Cette définition est celle de :

▢ **A** la désinfection
▢ **B** la stérilisation
▢ **C** la prophylaxie
▢ **D** l'antisepsie

5. Quelles sont les personnes particulièrement sujettes aux infections nosocomiales ?

▢ **A** Les nouveau-nés
▢ **B** Les personnes âgées
▢ **C** Les prématurés
▢ **D** Les grands brûlés

6. Parmi ces techniques, laquelle n'ouvre pas de portes à l'infection ?

▢ **A** Les sondes
▢ **B** L'échographie
▢ **C** Les perfusions
▢ **D** Les greffes

Fiche 24

Les maladies cardio-vasculaires, les cancers

Les maladies cardio-vasculaires peuvent toucher le muscle cardiaque, le système électrique et tout le système circulatoire. On trouve l'artérite, l'athérosclérose, l'angine de poitrine, l'infarctus du myocarde, les accidents vasculaires cérébraux, les thromboses veineuses, l'hypertension, les valvulopathies. Les cancers sont des maladies dues à la prolifération anarchique de cellules anormales dans un organe ou dans des tissus de l'organisme.

1 À savoir

Les maladies cardio-vasculaires sont la deuxième cause de décès en France (près de 150 000 par an), atteignant souvent les plus de 50 ans, mais en augmentation chez les plus jeunes et la première cause de mortalité dans le monde.
On dénombre 130 000 accidents vasculaires cérébraux et 120 000 infarctus du myocarde avec 50 000 décès.
Les cancers les plus fréquents sont chez la femme : sein (36 %), colon-rectum (14,3 %), col de l'utérus-ovaires (8,1 %). Chez l'homme : prostate (33 %), poumon (14,4 %), colon-rectum (12,1 %).
Les cancers sont la première cause de mortalité en France, avec 150 000 décès estimés en 2015. Un cancer sur deux peut être guéri.

2 Analyse

A| Les causes

– Maladies cardio-vasculaires : les origines sont héréditaires (prédisposition au diabète, à l'hypertension, protection naturelle des femmes…), comportementales (tabac, alcool, sédentarité), physiologiques (hypercholestérolémie, hypertension).
– Cancers : les origines sont virales (hépatites pour le cancer du foie), héréditaires (cancers du sein), environnementales (exposition à l'amiante), ou comportementales (tabac, alcool, alimentation grasse, exposition au soleil).

B| Les moyens de lutte

1. Lutte contre les maladies cardio-vasculaires

– Au niveau individuel : il faut soigner son hygiène de vie, avoir une activité sportive régulière, manger équilibré, limiter tabac et alcool, se détendre, faire surveiller sa tension artérielle.
– Au niveau collectif : le rôle de l'éducation à travers le plan anti-tabac, les recommandations du PNNS, plan national nutrition santé, sur l'alimentation et la nécessité d'une activité physique régulière ou encore les moyens de lutte contre l'alcoolisme.

2. Lutte contre les cancers

– Au niveau individuel : il faut supprimer le tabac, l'alcool, manger équilibré, faire un suivi médical régulier, éviter la surexposition au soleil…

– Au niveau collectif : réduction du tabagisme, de l'alcoolisme, promotion de l'hygiène alimentaire, information sur l'exposition solaire, dépistage précoce, développement des traitements et des soins palliatifs, de la recherche et de la coopération internationale, formation des soignants, création d'un Institut national du cancer qui est un centre d'expertise, de coordination et de financement.

QCM 24

1. L'athérosclérose est :
- ▢ **A** une maladie génétique qui touche les artères
- ▢ **B** une division anarchique des artères
- ▢ **C** une pression artérielle trop importante
- ▢ **D** une maladie caractérisée par une obstruction des artères

2. Les maladies cardio-vasculaires et le cancer sont des maladies à incidence sociale (MIS). Quelle maladie n'est pas une MIS ?
- ▢ **A** IST
- ▢ **B** Grippe
- ▢ **C** Sida
- ▢ **D** Alcoolisme

3. Que sont les métastases ?
- ▢ **A** Des tumeurs infectieuses
- ▢ **B** Des tumeurs venant d'être ôtées
- ▢ **C** Des tumeurs à distance de leur lieu d'origine
- ▢ **D** Des tumeurs bénignes

4. En France, le premier cancer de la femme est le cancer :
- ▢ **A** du sein
- ▢ **B** de l'utérus
- ▢ **C** du colon
- ▢ **D** des os

5. Quelle est la première cause de mortalité en France ?
- ▢ **A** Les infections sexuellement transmissibles
- ▢ **B** La tuberculose
- ▢ **C** Les cancers
- ▢ **D** Les maladies cardiovasculaires

6. Quels sont les traitements potentiels du cancer ?
- ▢ **A** Chirurgie
- ▢ **B** Radiothérapie
- ▢ **C** Échographie
- ▢ **D** Chimiothérapie

25

Fiche

Les infections sexuellement transmissibles

Les IST sont des infections transmises sexuellement : les modes de contamination sont les contacts physiques intimes, souvent sexuels. On les distingue des MST, maladies sexuellement transmissibles, par le fait qu'une personne peut être infectée sans pour autant être malade.
Les principales IST sont la blennorragie, la chlamydiase, les condylomes, les hépatites B et C, l'herpès génital, les mycoses, la syphilis.
On peut différencier le sida (syndrome de l'immunodéficience acquise), qui est un ensemble de symptômes dus à la diminution des défenses immunitaires : on ne meurt pas directement du sida mais d'une pneumonie, d'une grippe, d'une varicelle ; on les appellera alors des maladies opportunistes.

1 À savoir

Le sida a été découvert en 1983 ; la pandémie (épidémie s'étendant sur un ou plusieurs continents) a tué en plus de 30 ans près de 40 millions de personnes dans le monde.
36,9 millions de personnes vivaient avec le VIH en 2014.
L'hépatite C touche plus de 170 millions de personnes dans le monde. Il n'y a pas de vaccin.
L'hépatite B a des modes de transmission proches de ceux du sida avec en plus la salive ; il est plus facile d'être contaminé par le virus de l'hépatite B. Un vaccin existe, il est préconisé pour les populations à risque : toxicomanes, adolescents et professionnels de la santé.
Les autres IST sont en général facilement guérissables si elles sont rapidement dépistées. Elles sont actuellement en hausse (gonococcies : + 90 % en un an).

2 Analyse

A| Les causes

On assiste à un recul de l'usage du préservatif et à un relâchement de la prévention : tout le monde croit tout savoir sur le sida car on en parle depuis 30 ans. La nouvelle génération n'a plus peur car elle n'a pas connu l'apparition de cette maladie et l'hécatombe qui a suivi ; en effet, les multithérapies sont plus efficaces aujourd'hui, et il y a moins de décès.
Un amalgame est fait entre contraception et protection contre les IST : la pilule ne protège pas contre les maladies, l'idéal est de l'associer au préservatif.
L'ignorance est un autre facteur : la syphilis ou la blennorragie ne sont pas de vieilles maladies disparues depuis longtemps.

B| La lutte et la prévention

La prévention s'articule autour de trois axes :
– le renforcement de la prévention vers des groupes prioritaires (milieu carcéral, femmes, jeunes…) avec le maintien d'un haut niveau de vigilance et un renforce-

ment du dépistage (mise en vente dans les pharmacies des autotests de dépistage du VIH depuis septembre 2015) ;
– la mise en place plus rapide de nouveaux traitements ;
– le renforcement de la recherche fondamentale en association avec les pays en développement et une facilitation de l'accès aux traitements dans le monde.

QCM 25

1. Les maladies opportunistes :
- ▢ **A** se manifestent sur un organisme dont les défenses immunitaires sont affaiblies
- ▢ **B** sont des maladies héréditaires
- ▢ **C** sont exclusivement transmises par voie sanguine
- ▢ **D** se communiquent facilement entre individus

2. Le VIH est le virus :
- ▢ **A** de l'herpès
- ▢ **B** de la syphilis
- ▢ **C** du sida
- ▢ **D** de l'hépatite

3. On dit qu'une personne est séropositive lorsque ce malade :
- ▢ **A** est atteint de maladies opportunistes
- ▢ **B** présente un sida déclaré
- ▢ **C** est soumis à une multithérapie
- ▢ **D** est porteur du virus du sida

4. Qu'est-ce que le *relapse* ?
- ▢ **A** Le relais entre deux médicaments antagonistes
- ▢ **B** Le relâchement des pratiques de prévention sexuelle
- ▢ **C** Le temps de latence d'une trithérapie
- ▢ **D** L'association de plusieurs médicaments

5. Les IST sont des infections contagieuses sans risque de stérilité.
- ▢ **A** Vrai
- ▢ **B** Faux

Fiche 26

Le sport et le dopage

On peut définir le sport comme l'ensemble des exercices physiques se présentant sous forme de jeux individuels ou collectifs, pratiqués en observant certaines règles. Le dopage correspond au fait de prendre un stimulant afin d'augmenter ses performances ; le dopage est utilisé par certains sportifs mais aussi par des étudiants ou des personnes qui travaillent.

1 À savoir

En France, 43% des individus de 15 ans et plus déclarent faire du sport au moins une fois par semaine (42% déclarent ne jamais faire de sport).

Les sports collectifs englobent la majorité des licences, 5 millions, dont environ la moitié pour le football ; viennent ensuite les sports de raquette, avec 2 millions de licenciés.

Les pratiques sportives sont influencées par l'actualité et les personnalités qui les représentent : victoires de l'équipe de handball, de football, des boxeurs français, personnalité de Teddy Riner…

Les principales substances illicites détectées au contrôle anti-dopage sont : corticoïdes (42 %), cannabis (21 %), stéroïdes anabolisants (5 %).

Les derniers Jeux olympiques et paralympiques d'été ont eu lieu en 2016 à Rio au Brésil.

2 Analyse

A| Les bienfaits

– Hygiène de vie : prévention de maladies cardio-vasculaires et de la prise de poids, élimination des toxines, entretien de la musculature…

– Socialisation : rencontres, respect de la vie de groupe, lien aux autres, solidarité…

– Valeurs : respect de l'autre, esprit de compétition, *fair-play*, respect des règles…

Le sport est de plus en plus utilisé comme outil d'intégration et de socialisation dans les quartiers défavorisés, comme moyen de rapprochement, de communication et d'expression.

B| Les dangers

Les traumatismes : entorses, fractures, luxations, élongations. Certains sports sont plus dangereux, comme l'alpinisme, le parachutisme…

Les sportifs occasionnels ne bénéficient pas du suivi médical des licenciés : risques de problèmes cardiaques, respiratoires…

La course aux performances peut parfois pousser au-delà des limites et inciter à prendre des risques inconsidérés.

Le dopage est une des conséquences de la course à la performance : risque de dépendance physique et/ou psychique (héroïne, cocaïne), troubles cardio-vasculaires, agressivité (stimulants, anabolisants), hypertension artérielle (hormones), ulcères, accidents cardio-vasculaires, troubles de la libido (stéroïdes), déshydratation (diurétiques), fragilité des tendons (corticoïdes)…

C| La prévention

– Mobilisation des fédérations sportives sur des priorités ministérielles : favoriser l'accès à tous, protéger la santé des sportifs, lutter contre les exclusions, favoriser l'intégration des personnes handicapées…
– Renforcement des contrôles anti-dopage et augmentation des peines encourues pour les consommateurs mais aussi les prescripteurs et fournisseurs.
– Prévention contre les problèmes de santé par une obligation de visite médicale dès la première demande de licence, qu'il y ait compétition ou non.
– Prévention contre le dopage par une information du public, une formation des médecins et des entraîneurs ; mise en place d'un numéro vert : « écoute dopage ».

QCM 26

1. Qu'est-ce que l'EPO ?
- ▢ **A** L'érythropoïétine
- ▢ **B** Une substance dopante
- ▢ **C** Une substance responsable de l'effet de serre
- ▢ **D** Une hormone sexuelle

2. La lutte contre le dopage est réglementée par la loi :
- ▢ **A** Hinault
- ▢ **B** Jospin
- ▢ **C** Buffet
- ▢ **D** Fignon

3. La consommation de café, thé ou coca peut être considérée comme du dopage.
- ▢ **A** Vrai
- ▢ **B** Faux

4. « État résultant de la consommation répétée d'une substance toxique, qui se caractérise par le besoin de continuer la prise et d'augmenter les doses. » Cette définition est celle :
- ▢ **A** de la toxicomanie
- ▢ **B** du dopage
- ▢ **C** de la dépendance
- ▢ **D** de l'addiction

5. Le « pot belge » est un mélange dopant.
- ▢ **A** Faux
- ▢ **B** Vrai

Fiche 27

La régulation de la natalité

La contraception est l'ensemble des méthodes visant à éviter la fécondation, devant être réversible, sans inconvénient sur la fécondité ni la descendance.
Elle ne doit pas exposer à des risques supérieurs aux bénéfices attendus. Elle doit être simple d'utilisation et bien acceptée pour que le respect de la prescription soit satisfaisant. L'interruption volontaire de grossesse (IVG) est le retrait de l'embryon ou du fœtus avant qu'il soit viable.

1 La contraception

A| À savoir

70 millions de femmes utilisent la contraception orale. En France, la pilule est utilisée à 43 %, le stérilet à 23 %. La pilule est légalisée en France depuis 1967. 12,2 % des jeunes filles ont encore leur premier rapport sexuel sans contraception.
On distingue les méthodes de contraception suivantes :
– méthodes naturelles : courbe des températures, Ogino, douche vaginale, coït interrompu ; ces méthodes sont peu efficaces (jusqu'à 40 % d'échec) ;
– méthodes artificielles : préservatif, spermicides, préservatif féminin, diaphragme, stérilet, pilule, implant sous-cutané, pilule du lendemain ; dans certains cas la contraception laisse place à la stérilisation par ligature des trompes ou des canaux déférents pour l'homme ;
– la contraception d'urgence, gratuite pour les mineures et délivrée par les infirmières scolaires, permet à de nombreuses jeunes filles d'éviter un avortement, et rend possibles une discussion et une information sur les moyens de contraception. Depuis le 1er octobre 2009, la « pilule du surlendemain » (Ella One) est disponible sur ordonnance dans les pharmacies, elle (un seul comprimé) peut être prise jusqu'à 5 jours après le rapport sexuel à risque.

B| Analyse

■ **Les avantages.** La contraception orale nécessite un suivi médical régulier, ce qui est un avantage certain pour la prévention des cancers du sein ou de l'utérus par exemple.
■ **Les inconvénients.** Les méthodes contraceptives sont parfois mal adaptées, mal tolérées, ce qui diminue leur efficacité. Beaucoup oublient que la majorité des méthodes, à part le préservatif, ne protègent pas des IST. Deux tiers des grossesses non désirées sont dues à une mauvaise utilisation de la contraception ou à un oubli.

2 L'avortement

A| À savoir

L'avortement est légalisé en France depuis 1975. Il suscite encore des débats sur le respect de la vie, les médecins sont parfois soumis à des pressions. En 2001, le délai légal est passé de 10 à 12 semaines de grossesse.
Chaque année, depuis plus de 10 ans, 200 000 IVG sont pratiquées (± 5 %), dont 6 500 chez des mineures, et 50 000 chez des femmes qui ont déjà avorté. On déplore

un accroissement des avortements chez les moins de 24 ans, un nombre insuffisant de structures, des délais de prise en charge trop longs.
Depuis 2004, l'IVG médicamenteuse peut être prescrite par un médecin de ville jusqu'à la fin de la cinquième semaine de grossesse.
En 2013, les contraceptifs sont gratuits pour les jeunes filles de 15 à 18 ans, et les IVG prises en charge à 100 %.

B| Analyse

■ **Les avantages.** Grâce à l'allongement du délai légal pour l'avortement, de nombreuses femmes n'ont plus été obligées de partir à l'étranger, d'autres ont pu bénéficier d'un délai de réflexion plus long car avorter n'est jamais un acte facile.

■ **Les inconvénients.** Ce délai plus long peut poser des problèmes éthiques car, à cette période, on peut déceler des malformations légères et donc favoriser des avortements de confort, la recherche de l'« enfant parfait ».

QCM 27

1. « Méthode qui s'oppose à l'implantation de l'embryon et au maintien de la grossesse. » Cette définition est celle de :

- ▢ **A** la contraception
- ▢ **B** la pilule
- ▢ **C** l'avortement
- ▢ **D** la contragestion

2. L'interruption thérapeutique de grossesse (ITG) peut être réalisée au-delà de la 12e semaine.

▢ **A** Vrai ▢ **B** Faux

3. Le RU 486 est :

- ▢ **A** un contragestif
- ▢ **B** aussi appelé « pilule du lendemain »
- ▢ **C** une pilule abortive
- ▢ **D** efficace en cas de stérilité

4. La loi Veil est relative à :

- ▢ **A** l'utilisation de la pilule
- ▢ **B** la transmission des maladies sexuellement transmissibles
- ▢ **C** l'interruption volontaire de grossesse
- ▢ **D** l'utilisation du préservatif

5. La pilule agit au niveau :

- ▢ **A** de la glaire cervicale
- ▢ **B** de l'utérus
- ▢ **C** des trompes
- ▢ **D** de l'hypophyse

28

Fiche

L'AMP (assistance médicale à la procréation)

L'assistance médicale à la procréation (AMP) existe depuis vingt ans ; elle englobe toutes les techniques médicales qui permettent de remédier à l'infertilité médicalement diagnostiquée ou d'éviter la transmission de maladies héréditaires. Elle était précédemment appelée procréation médicalement assistée (PMA) ; le nouveau sigle met l'accent sur les aides proposées et non plus sur le résultat, car celui-ci n'est jamais certain.

1 À savoir

Environ 15 % des couples connaissent des difficultés à concevoir un enfant.

En 2014, en France, 25 208 enfants sont nés de l'AMP, ce qui représente près de 3 % des naissances. Plus de 6 000 enfants ont été conçus suite à une insémination intraconjugale. Près de 17 000 enfants sont nés après une fécondation *in vitro* intraconjugale. Chaque année, plus de 220 000 enfants naissent de l'AMP dans le monde.

L'insémination artificielle est l'introduction du sperme (du conjoint ou d'un donneur) dans les voies génitales de la femme afin de pallier l'infertilité masculine. Le sperme est congelé afin de supprimer les risques de maladies infectieuses.

La fécondation *in vitro* (FIV) : après stimulation ovarienne, mise en contact d'ovocytes prélevés et du sperme du conjoint. Cette « rencontre » se fait sous contrôle, dans une éprouvette : *in vitro*. Après les premières divisions des embryons, transfert dans l'utérus et congélation des autres embryons. Le plus souvent, on implante deux ou trois embryons afin d'augmenter les chances de succès.

L'ICSI *(intra-cytoplasmic sperm injection)* : on injecte un spermatozoïde dans chaque cellule sexuelle femelle, ou ovocyte.

Les chances de grossesse varient de 13 à 30% par tentative, en fonction des techniques utilisées.

2 Analyse

A| Les problèmes

Le nombre d'échecs est encore important.

Parmi les grossesses obtenues par FIV, plus de 20 % comportent plusieurs enfants. Ceci peut entraîner des grossesses à risques et des naissances prématurées.

L'AMP est un parcours difficile pour les couples, parfois mal supporté car l'enfant devient seul centre de préoccupation ; l'attente et l'angoisse des résultats génèrent beaucoup de stress. La mère est très sollicitée par les nombreux tests, ainsi que par des ponctions, le traitement hormonal, les analyses régulières...

Un problème éthique se pose : lors de la micro-injection d'un spermatozoïde dans l'ovocyte, si on y allie le diagnostic préimplantatoire, on fait du tri d'embryon.

On peut reculer l'âge de procréation et aboutir à des résultats étonnants : quel sera l'avenir de cet enfant, quelle est sa place dans le couple ?

Les couples homosexuels revendiquent ce droit à la parentalité par l'AMP et l'obtiennent parfois en utilisant l'insémination artificielle de manière détournée (avec la « complicité » d'un autre couple homosexuel).

B| Les solutions

Les règles de l'AMP sont claires : les deux parents doivent être vivants, en âge de procréer, ensemble depuis au moins deux ans.

Le nombre de réimplantations est réduit pour limiter les grossesses multiples.

Les enfants conçus grâce à l'AMP sont protégés par la filiation automatique aux parents officiels, comme pour une naissance obtenue sans aide.

QCM 28

1. « Incapacité pour un être vivant de procréer, d'avoir des enfants. » Cette définition est celle :

- ▢ **A** de la stérilité
- ▢ **B** de l'impuissance
- ▢ **C** de la fécondité
- ▢ **D** de l'infertilité

2. La FIVETE est une technique :

- ▢ **A** d'insémination artificielle
- ▢ **B** de transfert d'embryon
- ▢ **C** de fécondation *in vitro*
- ▢ **D** de ponte ovulaire

3. Amandine, le premier « bébé-éprouvette », est née dans les années :

▢ **A** 1960 ▢ **B** 1970 ▢ **C** 1980 ▢ **D** 1990

4. Quelles sont les hormones sexuelles de la femme ?

- ▢ **A** Œstrogène
- ▢ **B** Progestérone
- ▢ **C** Testostérone
- ▢ **D** HCG

5. L'azoospermie est l'absence de :

- ▢ **A** caractères sexuels secondaires masculins
- ▢ **B** spermatozoïdes dans le sperme
- ▢ **C** glandes génitales mâles
- ▢ **D** mobilité des spermatozoïdes

6. Chez l'être humain, le produit de la segmentation de l'œuf jusqu'à la huitième semaine du développement dans l'utérus s'appelle :

- ▢ **A** le fœtus
- ▢ **B** l'ovule
- ▢ **C** le spermatozoïde
- ▢ **D** l'embryon

Fiche 29

La vaccination

Le vaccin est une culture microbienne ou une toxine à virulence atténuée, inoculée à un être vivant pour l'immuniser contre une maladie microbienne ou virale.
L'immunisation est définie comme l'acquisition par l'organisme d'une résistance à un agent infectieux ou toxique.

1 À savoir

En France, les vaccins contre la poliomyélite, la diphtérie et le tétanos sont obligatoires, ceux contre l'hépatite B, la tuberculose, la rougeole, les oreillons, la rubéole et la coqueluche sont recommandés, celui contre la grippe est conseillé à partir de 65 ans ou pour les personnes atteintes de maladie cardio-vasculaire, et plus généralement pour toute personne fragile.
Les vaccins sont souvent obligatoires uniquement pour les enfants (entrée en collectivité) et pour certaines professions : personnel de santé, de laboratoire...
La recherche continue, de nouveaux vaccins apparaissent : contre la varicelle (pour les bébés très fragiles), contre les méningites à *hæmophilus influenzæ* et à pneumocoques, et contre certains cancers de l'utérus.
À l'échelle mondiale, la poliomyélite a été éradiquée en 2003, l'OMS espérait éliminer la rougeole, la diphtérie et la rubéole congénitale en 2010, mais seule une couverture à 95 % écarterait tout risque d'épidémie.
La diphtérie et la poliomyélite ont disparu depuis 1989 en France métropolitaine ; le tétanos tue moins de 10 personnes par an, essentiellement des personnes âgées ; une résurgence de la rougeole a été constatée pendant la période 2008-2014 avec 23 300 cas déclarés et 10 décès.
De plus, on assiste à une recrudescence de la tuberculose depuis 1997, touchant principalement les populations précarisées ou âgées et devenant résistantes aux traitements.
Des polémiques surgissent sur l'intérêt de la vaccination et sa dangerosité, certaines obligations vaccinales ont été supprimées.

2 Analyse

Depuis plusieurs années, la couverture vaccinale en France diminue.

A| Les causes

– Une sous-estimation des risques : les microbes et virus ne s'arrêtent pas aux frontières, mais certaines maladies comme la polio ne font plus peur.
– La négligence : souvent les adultes ne font pas les rappels par oubli.
– La crainte des adjuvants comme l'hydroxyde d'aluminium qui serait responsable de lésions musculaires, les cas d'allergies à certains vaccins, la rumeur sur l'inefficacité du BCG, les problèmes liés à la campagne de vaccination contre l'hépatite B avec l'apparition de troubles neurologiques graves.

B| Les conséquences

La campagne de vaccination systématique contre l'hépatite B est remplacée par un ciblage de populations précises : professionnels de santé, jeunes, toxicomanes... De nouvelles procédures sont recommandées : injections sous-cutanées et non plus intramusculaires, ce qui limiterait la nocivité des adjuvants.
Le calendrier 2016 introduit une recommandation de vaccination contre le zona pour les adultes âgés de 65 à 74 ans révolus.

QCM 29

1. Qu'est-ce qu'une toxine ?

▢ **A** Un anticorps
▢ **B** Une bactérie
▢ **C** Un vaccin
▢ **D** Un poison

2. Le BCG est un vaccin contre :

▢ **A** le paludisme
▢ **B** la tuberculose
▢ **C** la grippe
▢ **D** la rage

3. Quelles sont les personnes particulièrement exposées à la tuberculose ?

▢ **A** Les jeunes enfants
▢ **B** Les personnes âgées
▢ **C** Les personnes en situation précaire
▢ **D** Les personnes immunodéprimées

4. « Micro-organisme unicellulaire de formes très variées, pouvant vivre en saprophytes (sol, eau, organismes vivants) ou comme parasites de l'homme, des animaux et des plantes. »
Cette définition est celle :

▢ **A** du virus
▢ **B** du microbe
▢ **C** de la bactérie
▢ **D** du bacille

5. En 2006, le premier vaccin contre le cancer du col de l'utérus a été découvert.

▢ **A** Vrai
▢ **B** Faux

Fiche 30

Les comportements alimentaires

La nutrition est la science concernant les phénomènes d'assimilation et de dégradation des aliments qui se produisent dans l'organisme.
La diététique est la science permettant la connaissance de la valeur nutritive des aliments et de la ration nécessaire aux besoins d'un organisme à un âge et dans une situation donnés.

1 À savoir

■ Une alimentation équilibrée fait partie de l'hygiène de vie, et varie selon les âges, les besoins particuliers : femmes enceintes, adolescents, sportifs, personnes âgées… Le comportement alimentaire est commandé par le mécanisme de faim-satiété, mais aussi par la recherche du plaisir, par les habitudes familiales et sociales. Ces habitudes évoluent : plus de boissons sucrées, de viandes, moins de féculents ; les repas sont pris plus rapidement, sont moins conviviaux ; mode de la restauration d'appoint, des plats surgelés reconnus trop salés.
Actuellement, en France, 15 à 18 % des enfants sont en surpoids, dont 4 % sont obèses et environ 6,5 millions d'adultes sont obèses.

■ Tout le monde peut faire des excès, mais parfois le comportement alimentaire devient pathologique, dangereux, voire fatal, comme dans l'anorexie.
L'anorexie touche majoritairement les jeunes femmes : un déni de l'appétit dû à l'obsession de minceur, sans aucun rapport avec la réelle corpulence.
La boulimie est une perte de contrôle du comportement alimentaire avec des pulsions. La personne mange trop, vite, en cachette, jusqu'à en être malade.
L'hyperphagie est un apport alimentaire excessif ; il peut être accompagné de grignotage.

2 Analyse

A| Les causes

■ Psychologiques : dépression, stress, problème d'identité, malaise de l'adolescence, besoin de maîtriser son corps, sentiment d'être puissant.

■ Sociales et familiales : habitudes familiales, façon de cuisiner. Pression de la société : mode des régimes, mannequins filiformes, image des stars, mais aussi la vie stressante avec l'habitude des repas sur le pouce, la mode fast-food et sodas.

B| Les conséquences

■ De l'anorexie : troubles du sommeil, amaigrissement pouvant conduire à l'hospitalisation, voire au décès, fonte des muscles, altération des fonctions endocriniennes, digestives, neurologiques.

■ De la boulimie : le surpoids est rare, car souvent les personnes se font vomir ; les crises de boulimie alternent avec des périodes de restriction, voire d'anorexie.

■ De l'hyperphagie : problèmes de surpoids, obésité avec ses conséquences (hypercholestérolémie, mal de dos, complexes, risques cardiaques, rejet des autres…).

C| Les moyens de lutte

Pour l'anorexie et la boulimie, le suivi psychologique est indispensable, et les rechutes fréquentes ; y sont souvent associés des antidépresseurs. Une hospitalisation pour l'anorexie est souvent indispensable afin de réalimenter progressivement la personne.
Pour l'hyperphagie, le changement des habitudes alimentaires, familiales, est indispensable, ainsi qu'une prise de confiance en soi, une réflexion sur ses motivations face à l'alimentation.

QCM 30

1. L'IMC permet de définir :
- ▢ **A** la masse adipeuse
- ▢ **B** la malnutrition
- ▢ **C** la ration alimentaire
- ▢ **D** l'obésité

2. On parle d'obésité à partir d'un IMC de 40.
- ▢ **A** Vrai
- ▢ **B** Faux

3. « Excès de poids dû à une surcharge en tissu adipeux dans l'ensemble de l'organisme. » Cette définition est celle :
- ▢ **A** de l'obésité
- ▢ **B** du surpoids
- ▢ **C** de l'anorexie
- ▢ **D** de la boulimie

4. Les complications liées à l'obésité peuvent être :
- ▢ **A** le cancer
- ▢ **B** le diabète
- ▢ **C** l'infarctus
- ▢ **D** la grippe

5. Les graisses alimentaires sont des composés organiques naturels riches en :
- ▢ **A** glucides
- ▢ **B** protides
- ▢ **C** lipides
- ▢ **D** acides

31

Fiche

L'état sanitaire de la population

L'état sanitaire d'une population peut se mesurer grâce à différents critères, comme la mortalité, qui se définit par le nombre des décès survenus au cours d'un laps de temps donné, la malnutrition, qui est la mauvaise adaptation de l'alimentation aux besoins et conditions de vie, ou la morbidité, qui recouvre le nombre de personnes malades dans une population.

1 À savoir

L'espérance de vie est faible dans de nombreux pays en développement (anciennement pays du tiers-monde, qui n'ont pas atteint le niveau social, économique et sanitaire des pays industrialisés) : en moyenne 63 ans.

La faim touche 800 millions de personnes ; la malnutrition due à la mauvaise qualité de l'alimentation engendre retard de croissance, cécité, rachitisme, scorbut.

De nombreuses maladies sont encore mortelles pour des millions de gens : choléra, paludisme (respectivement plus de 100 000 et 430 000 décès par an), tuberculose, pneumopathie, rougeole, poliomyélite, hépatites, sida, lèpre...

L'état de santé en France est un des meilleurs du monde : espérance de vie élevée, toujours en progrès : 85 ans pour les femmes et 78,9 pour les hommes.

Il existe de fortes inégalités selon le sexe, le groupe social, la région : espérance de vie moins longue chez les hommes et dans les classes sociales les moins élevées, dans des régions comme la Lorraine, le Nord-Pas-de-Calais, la Bretagne.

Les principales causes de décès sont les cancers (30 %), les maladies cardio-vasculaires (29 %), les morts violentes (8 %).

2 Analyse

A| Les causes

Pour les pays en développement, les causes des situations présentées ci-dessus sont multiples : conditions climatiques, désertification, malnutrition, dispersion de la population rendant difficiles les soins et la prévention, instabilité politique et nombreux conflits, insuffisance de financements, de moyens et de personnel médical, manque de scolarisation, accroissement très rapide des populations...

En France, l'inégalité hommes-femmes concernant l'écart de l'espérance de vie peut s'expliquer par : la pénibilité de certains métiers, le tabagisme, l'alcoolisme, les accidents, des facteurs biologiques (moins bonne protection des hommes contre les maladies cardio-vasculaires).

L'inégalité entre les classes sociales s'explique par de moins bonnes conditions de travail et d'hygiène de vie, un dépistage plus tardif, un accès aux soins et à la prévention plus difficile pour les classes les moins favorisées.

L'inégalité entre les régions trouve son origine dans le taux de pollution, l'histoire industrielle (travail dans les mines par exemple), les habitudes alimentaires (plus de gras et de viande dans le Nord, plus de fruits et légumes dans le Sud), la couverture sanitaire (moins de médecins dans le Nord ou le Centre).

B| Les moyens de lutte

Dans les pays en développement : les pays développés interviennent, ainsi que des organisations non gouvernementales comme Médecins sans frontières ou la Croix-Rouge, pour une assistance médicale, alimentaire, une aide à la scolarisation, des campagnes de vaccinations, d'information sur le sida ou la contraception.
La coopération internationale pour la recherche s'organise.
En France, on peut citer la couverture maladie universelle, la vaccination, le dépistage précoce…

QCM 31

1. Qu'est-ce qu'une ONG ?
- ☐ **A** Organisation mondiale de la santé
- ☐ **B** Organisation internationale du travail
- ☐ **C** Organisation non gouvernementale
- ☐ **D** Organisation mondiale du commerce

2. On parle de pays en développement mais aussi de :
- ☐ **A** pays du tiers-monde
- ☐ **B** nations de la périphérie
- ☐ **C** pays non industrialisés
- ☐ **D** nations très riches

3. Qu'est-ce que la CMU ?
- ☐ **A** Une organisation sanitaire
- ☐ **B** Une prestation sociale
- ☐ **C** Une organisation humanitaire
- ☐ **D** Un centre mondial unilingue

4. Dans les pays en développement, 43 % des décès sont dus aux maladies :
- ☐ **A** cancéreuses
- ☐ **B** cardiovasculaires
- ☐ **C** génétiques
- ☐ **D** infectieuses

5. Les personnes résidant en France de manière irrégulière peuvent bénéficier de l'aide médicale d'État.
- ☐ **A** Vrai
- ☐ **B** Faux

Fiche 32

Les risques et la sécurité alimentaire

La sécurité alimentaire peut être définie comme l'absence de danger sanitaire de tous les produits destinés à l'alimentation des êtres humains.

1 À savoir

Depuis les années 1980, les crises se sont succédé : veaux aux hormones, poulets à la dioxine, cas de listériose, encéphalite spongiforme bovine (dite maladie de la vache folle ou ESB), OGM, grippe aviaire.

Les OGM (organismes génétiquement modifiés) sont des espèces végétales, animales, ou des micro-organismes dans lesquels on introduit un gène d'une autre espèce pour leur donner une caractéristique souhaitée (riz enrichi en fer, résistance aux insectes, à l'humidité...).

On définit le principe de précaution comme le fait d'adopter, par anticipation, des mesures de prévention et de protection face à un risque, sans attendre de preuve.

Les risques alimentaires peuvent avoir plusieurs sources :

– le conditionnement : contact avec l'aluminium, listériose, problème dans la chaîne du froid ;

– l'environnement : pollution par nitrates, dioxine, plomb, mercure... ;

– les ajouts de l'homme : pesticides, additifs alimentaires (édulcorants), alimentation animale...

2 Analyse

A| Les conséquences

Les farines animales, fabriquées avec des carcasses, étaient très efficaces pour augmenter la production de lait : elles sont responsables dès 1985 de l'épizootie d'encéphalite spongiforme bovine chez des milliers de bovins, et d'une contamination chez quelques hommes.

Les OGM sont très utilisés dans plusieurs pays du monde, par exemple aux États-Unis pour le maïs et le soja.

Avantages : ils permettraient une meilleure qualité nutritionnelle, la culture de plantes à propriétés curatives ou préventives, la suppression des facteurs allergènes des aliments, une résistance aux insectes, de meilleurs rendements, une diminution de la pollution par pesticides, insecticides et engrais...

Inconvénients : nous manquons de recul sur les conséquences à long terme (risques d'allergies, pollinisation non contrôlée et risques de contamination d'autres cultures, ignorance de l'influence sur l'écosystème, risques de mutations génétiques).

On constate de plus en plus d'allergies alimentaires chez les bébés : au lait de vache, à l'arachide, à l'œuf, au gluten...

B| Les solutions

Les OGM sont interdits en France, seules quelques cultures expérimentales sont autorisées pour étude.

Depuis le 1er juillet 2012 (date du décret), la présence d'OGM dans un produit alimentaire doit être absolument signalée au consommateur ; que l'utilisation d'OGM soit volontaire ou non, la réglementation rend obligatoire l'étiquetage.
Le principe de précaution est toujours en vigueur : abattage des cheptels suspects, exigence de traçabilité, de l'origine des aliments à leur utilisation.
L'Anses (Agence nationale de sécurité sanitaire de l'alimentation, de l'environnement et du travail) fait un travail d'expertise, de consultation et de recherche dans la sécurité des aliments, le renforcement des contrôles vétérinaires et sanitaires dans la production, la transformation et la restauration. Un travail de prévention est engagé sur le respect de la chaîne du froid, l'hygiène du frigo.

QCM 32

1. Face aux épidémies, on parle de principe de :

- ▢ **A** prévention
- ▢ **B** précaution
- ▢ **C** réalité
- ▢ **D** santé

2. L'encéphalopathie spongiforme bovine (ESB), affection dégénérative du cerveau, est plus connue sous le nom de :

- ▢ **A** maladie de la vache folle
- ▢ **B** peste aviaire
- ▢ **C** tremblante du mouton
- ▢ **D** maladie de Creutzfeldt-Jakob

3. La transmission de la listériose se fait essentiellement par voie digestive.

- ▢ **A** Vrai
- ▢ **B** Faux

4. La grippe aviaire se transmet par :

- ▢ **A** les chiens
- ▢ **B** les vaches
- ▢ **C** les oiseaux
- ▢ **D** les moutons

5. L'interruption de la chaîne du froid favorise le développement de micro-organismes pathogènes dans les aliments congelés.

- ▢ **A** Vrai
- ▢ **B** Faux

33

Fiche

Les comportements addictifs

Les comportements addictifs sont des comportements répétés, nuisibles et peu contrôlables, comme l'alcoolisme, le tabagisme, la toxicomanie.

1 Tabagisme

A| À savoir

On définit le tabagisme comme une intoxication due à un abus de tabac, qui touche l'organisme et le psychisme, et qui peut créer un état de dépendance.
La fumée de cigarette contient plus de 4 000 substances chimiques, dont plus de 50 sont cancérigènes.
Les principaux composants sont : nicotine, goudrons, monoxyde de carbone.
L'association pilule/tabac décuple le risque de maladie cardio-vasculaire.
La nicotine est une des drogues qui entraîne la plus forte dépendance.
Le tabagisme est la première cause de mortalité par cancer ; il cause plus de 73 000 décès chaque année, dont 60 000 décès prématurés (avant 65 ans) en France. L'OMS estime que chaque année, près de 6 millions de décès dans le monde sont dus au tabagisme, dont 600 000 au tabagisme passif.
1 milliard d'hommes et 250 millions de femmes fument.

B| Analyse

1. Les conséquences

– Physiques : cancers des poumons, de la gorge, de la bouche, de la vessie, bronchites, essoufflements, vieillissement de la peau, infarctus, perte de l'appétit, accidents cardio-vasculaires, risque de poids inférieur chez le nouveau-né, d'accouchement prématuré, de fausse couche, phlébites...
– Psychologiques : la dépendance à la nicotine est forte, la notion de plaisir disparaît pour la majorité des cigarettes consommées.
– Sociales : le tabagisme entraîne un coût important pour la société (traitements, hospitalisation), pour le consommateur face aux tarifs qui grimpent. Problème du tabagisme passif : l'intoxication des personnes de l'entourage est possible et dangereuse (famille, collègues, fœtus...).

2. Les moyens de lutte

– Loi Évin de 1991 : elle interdit toute promotion du tabac, de fumer dans les lieux publics, et engendre une hausse régulière des prix du tabac ; elle oblige à l'impression de messages sanitaires sur les paquets.
– Juillet 2003 : la vente ou l'offre gratuite de tabac aux moins de 16 ans, dans les débits de tabac, les commerces et les lieux publics est interdite.
– 2007-2008 : l'interdiction de fumer est étendue à tous les lieux publics de travail ou de regroupement, dans les restaurants, bars et discothèques.
– 2016 : apparition des paquets de cigarettes neutres, ayant tous la même forme, la même taille, la même couleur et sans aucun logo. L'objectif de cette mesure est de rendre le tabac moins attractif.

2 Drogue et toxicomanies

A| À savoir

La drogue est une substance capable de modifier l'état de conscience. La toxicomanie est définie comme l'habitude de consommer un ou plusieurs produits pouvant entraîner un état de dépendance, le besoin impérieux de consommer pour éviter le malaise physique ou psychique lié au sevrage.

Les drogues sont de différents types : cannabis, héroïne, cocaïne et crack, LSD, morphine, amphétamines, opium.

Le cannabis est la première substance illicite consommée. Cette consommation, en forte hausse en France, touche tous les milieux sociaux. 50 % des jeunes de 17 ans en ont déjà consommé. L'usage atteint son maximum chez les 18-25 ans (34 % des jeunes hommes et 23 % des jeunes femmes). 60 % des consommateurs sont des usagers quotidiens.

En 2013, le nombre de patients ayant bénéficié d'un traitement de substitution aux opiacés se situe entre 160 000 et 180 000.

En 2016 : ouverture à Paris d'une salle de consommation à moindre risque (SCMR) pour les usagers de drogue les plus précarisés.

L'usage de tranquillisants, antidépresseurs et somnifères concerne une majorité de femmes, surtout après 55 ans.

B| Analyse

1. Les conséquences

Elles peuvent être diverses et leur gravité très variable ; par exemple : perte de vigilance, problèmes de mémorisation, répétition des infractions, aggravations de problèmes scolaires, sociaux ou psychologiques, accoutumance, dépendance, danger pour la société, overdose, décès.

2. Les moyens de lutte

La loi de 1970 est toujours en vigueur : elle définit comme délit le trafic mais aussi la consommation de drogue.

En juin 2003, une loi prévoit une échelle de sanctions, allant de travaux d'intérêt général pour des consommateurs mineurs, jusqu'à des peines d'emprisonnement en cas de récidive ou de refus de soins, et un élargissement de l'injonction thérapeutique.

En 2016 : une salle de consommation à moindre risque (SCMR) pour les usagers de drogues les plus précarisés est ouverte à Paris.

3 Alcoolisme

A| À savoir

L'alcoolisme se définit comme un trouble du comportement avec impossibilité de s'abstenir de consommer de l'alcool. C'est un état d'intoxication périodique ou chronique, un besoin de continuer à boire et une tendance à augmenter les doses.

L'alcoolisme est une maladie.

2 à 3 millions de Français sont dépendants de l'alcool.

10 % des décès en France sont dus à l'alcool = 50 000 à 70 000.

L'alcool est responsable du tiers des accidents de la route.

Les Français sont au 4e rang européen pour la consommation d'alcool avec une tendance à la baisse depuis plus de quarante ans.
Les premiers effets se manifestent dès 0,3 g/litre de sang.

B| Analyse

1. Les conséquences

– Médicales : cancers (foie, pancréas, gorge...), diminution des capacités intellectuelles, des réflexes, du jugement, de l'équilibre, du champ visuel, troubles psychologiques, délires, prise de risque augmentée...
– Sociales et familiales : actes de violence, isolement familial, dépenses excessives, accidents de travail, accidents de la route, perte d'emploi ou pérennisation du chômage, divorce, rejet par la famille ou la société.

2. Les moyens de lutte

En 1991, la loi Évin instaure l'interdiction de la publicité télévisée, la restriction de l'affichage avec obligation de message d'avertissement, la restriction des lieux de distribution autorisés... Les contrôles d'alcoolémie (présence d'alcool dans le sang) sont augmentés, l'alcoolémie autorisée au volant est diminuée, les peines encourues et les amendes sont renforcées. La vente d'alcool est interdite aux mineurs.
Ces dernières années, de nouveaux médicaments comme le Baclofène ou le Selincro visent à réduire la consommation d'alcool chez les personnes dépendantes.

QCM 33

1. Quels produits font partie des drogues licites ?

- ▢ **A** Le cannabis
- ▢ **B** Le tabac
- ▢ **C** L'alcool
- ▢ **D** L'ecstasy

2. « Substance toxique agissant sur le système nerveux et dont l'usage provoque une dépendance. » Cette définition est celle de :

- ▢ **A** dopage
- ▢ **B** overdose
- ▢ **C** drogue
- ▢ **D** stupéfiant

3. L'héroïne est à la fois un médicament et un stupéfiant, obtenue à partir de l'endorphine.

- ▢ **A** Vrai
- ▢ **B** Faux

4. Un traitement de substitution est mis en place afin :

- ▢ **A** d'imiter le sevrage
- ▢ **B** d'augmenter la dépendance
- ▢ **C** de compenser les effets du manque

5. L'alcoolisme commence lorsque la consommation d'alcool est supérieure à 21 verres par semaine pour les hommes.

- ▢ **A** Vrai
- ▢ **B** Faux

6. La limite d'alcool dans le sang (alcoolémie) autorisée pour la conduite automobile est de (en gramme/litre) :

- ▢ **A** 0,1
- ▢ **B** 0,5
- ▢ **C** 5
- ▢ **D** 10

L'hygiène de vie

L'hygiène de vie se définit comme l'ensemble des pratiques individuelles et collectives visant la conservation de la santé. Selon l'OMS, la santé se définit comme un état complet de bien-être physique, mental et social. Elle ne dépend pas que des médecins mais aussi de nos comportements et habitudes de vie.

1 À savoir

10 à 15 % de la population souffre d'une anxiété pathologique.
Les Français font partie des plus gros consommateurs de somnifères.
L'insomnie touche plus de 10 % de la population adulte.
30 % des enfants ont au moins une dent cariée non soignée.
En France, plus de 6,5 millions d'adultes sont obèses et 14,4 millions en surpoids.
30 % des salariés souffrent du stress.
Le mal de dos touche 8 Français sur 10 au cours de leur vie, c'est la première cause de maladie professionnelle.
Les Français se tournent de plus en plus vers les médecines douces et sont de plus en plus consommateurs de produits biologiques.

2 Analyse

A| Les avantages

Une activité physique régulière maintient la musculature, prévient les maladies cardio-vasculaires, évacue le stress.
Une bonne hygiène corporelle : pour se sentir bien, éviter les infections…
Une bonne hygiène dentaire : éviter la douleur, les maladies et infections, avoir un beau sourire, une mastication efficace.
Un sommeil de bonne qualité : pour récupérer, mémoriser, « nettoyer » son organisme, grandir et mûrir (chez les enfants).
Une alimentation équilibrée : pour éviter le surpoids, le cholestérol, les problèmes dentaires, préserver son sommeil, éviter les carences…
Évacuer son stress : pour se sentir mieux, éviter les dépressions, les problèmes relationnels, l'hypertension…

B| Les différents acteurs

Chacun doit se prendre en charge et assurer l'éducation de ses enfants dans ce domaine, de plusieurs manières possible :
– l'individu : suivi régulier chez le médecin, visite aux services de médecine préventive, suivi une ou deux fois par an chez le dentiste, vaccins tenus à jour, toilette quotidienne, brossage des dents si possible après chaque repas, activité physique douce mais au moins hebdomadaire, ne pas négliger les temps de repos et de détente…
– l'État : par des campagnes de prévention sur l'hygiène dentaire, la vaccination, la gratuité des examens de médecine préventive, la politique de santé publique…
– les soignants : médecin, infirmière mais aussi aide-soignant et auxiliaire de puériculture par la détection de problème, des conseils en alimentation, en hygiène et hygiène de vie en général.

C| Les inconvénients

Prendre en charge sa santé peut dériver vers l'automédication : risque de surdose, d'incompatibilité avec d'autres médicaments, de ne pas détecter une maladie importante et de la laisser s'aggraver ; le diagnostic est de la compétence des médecins et l'automédication peut être dangereuse.
La mode du bio et des médecines douces ou alternatives laisse parfois la porte ouverte à certains mouvements sectaires qui profitent de cette nouvelle voie pour repérer les personnes fragiles et crédules.

QCM 34

1. L'allopathie est une médecine :

- ▢ **A** naturelle
- ▢ **B** préventive
- ▢ **C** parallèle
- ▢ **D** classique

2. Qui fait partie des médecines alternatives, douces, naturelles ou parallèles ?

- ▢ **A** Acupuncture
- ▢ **B** Homéopathie
- ▢ **C** Ostéopathie
- ▢ **D** Phytothérapie

3. « Ensemble des techniques médicales, encore plus ou moins expérimentales, permettant d'estimer le risque génétique de voir apparaître à long terme, chez un sujet, une maladie donnée. » Cette définition est celle de la médecine :

- ▢ **A** prédictive
- ▢ **B** expérimentale
- ▢ **C** préventive
- ▢ **D** curative

4. L'automédication est encouragée afin de réduire le déficit de la Sécurité sociale.

- ▢ **A** Vrai
- ▢ **B** Faux

5. Les différentes phases du sommeil sont les phases :

- ▢ **A** d'endormissement
- ▢ **B** de sommeil lent, ou calme
- ▢ **C** de sommeil rapide, ou paradoxal
- ▢ **D** intermédiaire avant l'éveil

Les accidents

On définit l'accident comme un événement soudain, imprévu, pouvant entraîner la mort ou des lésions, des traumatismes, des handicaps. On distingue trois types d'accidents : l'accident domestique, qui survient au domicile ou aux abords immédiats, dans les loisirs, les trajets scolaires ou les activités sportives (appelé aussi accident de la vie courante) ; l'accident de travail, qui survient sur le lieu de travail, sur le trajet domicile-travail ou pendant les déplacements occasionnés par ce travail ; l'accident de la route, qui survient sur la voie publique.

1 À savoir

Avec 11 millions d'accidents, près de 20 000 décès et 4,5 millions de blessés chaque année, les accidents domestiques représentent la 3e cause de mortalité en France. Ils touchent surtout les hommes et sont fatals surtout aux personnes âgées.
Les accidents de la route en 2015 ont causé la mort de 3 616 personnes (deuxième année de hausse consécutive depuis les mesures de lutte contre la violence routière dans les années 1970). Ils surviennent surtout pendant les vacances, les week-ends ou la nuit, et 18 % des tués ont entre 18 et 24 ans.
En 2014, plus de 600 000 accidents du travail ont entraîné un arrêt de travail ou une incapacité permanente, dont 530 décès.
Les accidents du travail touchent particulièrement les ouvriers du bâtiment et des travaux publics, les personnels les moins qualifiés, les jeunes et les intérimaires.
Tous les accidents représentent un coût très important pour la collectivité et la Sécurité sociale par la prise en charge des remboursements de soins (journées d'hospitalisation, rééducation, traitements) et des indemnités journalières.

2 Analyse

A| Les causes

1. Accidents domestiques

Toutes les pièces de la maison et les appareils sont potentiellement dangereux.

2. Accidents de la route

Paramètres humains : fatigue, alcool, drogue, inattention, problème de vue...
Paramètres mécaniques : âge de la voiture, entretien, vitesse, état des pneus...
Paramètres extérieurs : brouillard, pluie, verglas, état de la voirie, signalisation...

3. Accidents du travail

- Paramètres humains : fatigue, inattention due aux bruits par exemple, alcool, inexpérience, méconnaissance du travail, non-respect des consignes de sécurité...
- Paramètres liés au travail : tâches dangereuses, manipulation de produits toxiques, mauvaises conditions de travail (chaleur, bruit, cadences...).

B| La lutte contre les accidents

Pour les accidents domestiques : information expliquant les dangers dans la maison ; formation dans les maisons de retraite aux gestes d'ergonomie ; consignes de couchage des nourrissons, dans le carnet de santé et par les sages-femmes…
Pour les accidents de la route : campagnes télévisées contre la vitesse ou l'alcool au volant ; renforcement des contrôles et sanctions ; alourdissement des peines encourues pour conduite en état d'ivresse et dépassement des limitations ; diminution de l'alcoolémie tolérée, etc.
Pour les accidents du travail : inspection par les médecins du travail pour améliorer les conditions de travail ; pénalités financières pour les entreprises où surviennent les accidents de travail.

QCM 35

1. Chaque année, le nombre de tués sur les routes françaises est d'environ :
- ▢ **A** 1 000
- ▢ **B** 3 500
- ▢ **C** 4 000
- ▢ **D** 10 000

2. Les accidents domestiques touchent plus particulièrement :
- ▢ **A** les enfants
- ▢ **B** les adolescents
- ▢ **C** les adultes
- ▢ **D** les personnes âgées

3. Avec 400 000 consultations médicales, quelle cause représente 80 % des accidents domestiques ?
- ▢ **A** Les brûlures
- ▢ **B** Les chutes
- ▢ **C** Les intoxications
- ▢ **D** Les noyades

4. Quelle est la première cause d'accident domestique pour les enfants de moins de quatre ans ?
- ▢ **A** Les défenestrations
- ▢ **B** Les noyades
- ▢ **C** Les brûlures
- ▢ **D** Les intoxications médicamenteuses

5. Les trois objectifs des premiers secours sont de :
- ▢ **A** sauver des vies
- ▢ **B** empêcher l'aggravation de l'état des victimes
- ▢ **C** favoriser le rétablissement des victimes
- ▢ **D** soigner les victimes

Partie 3

L'ÉPREUVE ÉCRITE

36

Fiche

Méthode pour l'épreuve écrite de culture générale

L'épreuve écrite de culture générale porte sur un texte accompagné de plusieurs questions visant à évaluer trois compétences : votre compréhension, votre vocabulaire et votre réflexion. Le texte qui suit va servir d'exemple pour aborder la méthode utile pour répondre à ces trois types de questions. Les marques (crochets, encadrés, découpage...) ont été ajoutées afin de vous aider dans le repérage des liens logiques et idées importantes.

1 Le texte de culture générale et les questions

Introduction

Si les violences, les problèmes d'insécurité, les ravages du chômage font la une des journaux, le travail discret de ceux qui s'engagent quotidiennement dans des associations reste dans l'ombre. Pourtant celles-ci sont multiples et tout aussi divers sont les bénévoles qui y œuvrent. Pourquoi certains font-ils ce choix ?

Partie 1

Lorsque la loi de 1901 concernant les associations a fêté son centenaire, cela a été l'occasion d'en recenser des milliers en France. Chacune a sa spécificité, ensemble elles touchent toutes les activités humaines : [chanter, tricoter, cuisiner, peindre, scier et raboter, lire et écrire, rédiger un CV, se relaxer...] la liste est infinie. Chacun peut y trouver son bonheur, selon ses besoins et ses envies. Ces associations s'ouvrent à tous, sans distinction d'âge, de sexe ou de culture. Elles sont des lieux et des temps de rencontre, d'échanges et de partage.

Partie 2

Les bénévoles qui leur donnent une âme ont de 15 à 77 ans. Tous ont en commun leur générosité : ils donnent sans compter de leur temps, de leur personne, mettent leurs compétences au service d'autrui. [Des jeunes de 20 ans montent un projet pour creuser un puits au Sahel : financement, aides de tous ordres, connaissances techniques... Pendant ce temps, des personnes dites du 3e âge font la lecture aux tout-petits ou transmettent leur savoir-faire : tricoter un pull, retapisser un fauteuil, relier un livre].

Partie 3

Trop souvent c'est l'individualisme, l'égoïsme dans la société qui est pointé du doigt. Or des milliers de personnes, chaque jour, en rencontrent d'autres pour se détendre ou s'entraider. Qui aide l'autre ? [Celui qui, avec sa chorale, va chanter dans un hôpital, ou les malades qui, le temps d'un concert, oublient leurs douleurs et leur environnement ?]

Partie 4

L'engagement associatif est une des plus belles manifestations de la solidarité humaine dans une société où nombreux sont ceux qui souffrent physiquement, psychiquement et/ou socialement. Celui qui donne sans rien attendre en retour, hors des circuits économiques de concurrence et de profit, s'humanise. Celui qui reçoit est restauré dans sa dignité d'être humain en trouvant de la nourriture, un logement, voire un emploi.

Conclusion

De la vitalité des associations dépend le lien social, intergénérationnel, entre les privilégiés et les plus démunis. Chaque association ajoute une pierre à l'édifice jamais achevé : la construction de notre humanité.

▶ **Les questions**

1. Dégagez les idées principales de ce texte.
2. Expliquez les mots « bénévoles » ; « précaires » et l'expression « hors des circuits économiques de concurrence et de profit ».
3. Expliquez pourquoi les associations créent du « lien social » dans notre société.

2 Question 1 : compréhension du texte

Comprendre le texte, c'est la première étape pour répondre aux questions posées. La première de ces questions est, le plus souvent : « Dégagez les idées principales (ou essentielles) de ce texte. »

A| Comprendre la logique et repérer les idées essentielles du texte

Pour comprendre un texte, il faut comprendre sa logique, la manière dont l'auteur a organisé ses idées.

➜ Travaillez directement sur le texte avec des crayons, gommes, feutres, surligneurs.

➜ Utilisez des signes, toujours les mêmes, pour ce travail. Par exemple, nous avons utilisé pour le texte travaillé de la fiche précédente :

– l'encadré pour marquer des liens logiques, des mots ou des expressions qui montrent des étapes dans le raisonnement ;

– le souligné pour mettre en évidence les mots ou expressions clés dans la réflexion ;

– les crochets pour délimiter ce qui est moins important et que vous ne prendrez pas en compte pour votre réponse.

Après de travail de repérage, vous êtes prêt pour en rédiger les idées essentielles.

➜ Pour ne retenir que les idées principales du texte, utilisez les mots soulignés.

B| Rédiger la réponse

➜ Ne recopiez pas le texte, reformulez, c'est-à-dire écrivez avec vos propres mots les idées du texte.

➜ Rédigez votre réponse à partir de ce que vous avez noté dans la marge ou sur la feuille de brouillon.

➜ N'oubliez pas de relire.

▶ **Corrigé rédigé de la question 1**

Les problèmes de notre société sont très fortement médiatisés alors que, dans de nombreuses associations, le travail des bénévoles reste discret. Quelles sont leurs motivations ?

Les milliers d'associations en France proposent des activités très diversifiées à tous ceux qui le souhaitent, sans aucune discrimination.

On peut être bénévole à tout âge, chacun apportant sa richesse de cœur et ses compétences.

Dans la rencontre, chacun s'humanise, autant en donnant qu'en recevant.

Les associations créent le lien social et contribuent à construire notre humanité.

3 Question 2 : compréhension du vocabulaire

La deuxième question sur le texte porte le plus souvent sur le vocabulaire : il s'agit d'expliquer des mots, expressions ou phrases du texte.

A| L'explication du mot isolé

La question posée concerne l'explication d'un ou plusieurs mots isolés tirés du texte. Pour expliquer un mot, vous devez d'abord le comprendre. Pour comprendre le mot à expliquer :

➜ Repérez la catégorie à laquelle ce mot appartient, quelle est sa nature : est-ce un nom ? un verbe ? un adjectif ? un adverbe ? C'est avec des termes de la même catégorie que vous devez expliquer ce mot.

➜ Exemple « les bénévoles » est un nom ; « précaires » est un adjectif.

➜ Cherchez des mots de la même famille qui vous aident à en comprendre le sens : bénévole/bénévolat ; précaire/précarité.

➜ Faites des phrases complètes pour rédiger l'explication.

➜ Procédez en deux étapes :

– indiquez d'abord le sens général du mot ;

– puis donnez le sens du mot dans son contexte (c'est-à-dire au sein du texte, dans la phrase où il est employé).

B| L'explication d'une expression ou d'une phrase

➜ Commencez par expliquer des mots ou expressions complexes s'il y en a, puis faites apparaître la signification de l'expression ou de la phrase dans son contexte.

▸ Corrigé rédigé de la question 2

Les **bénévoles** sont des personnes *[il faut employer un nom parce que « bénévoles » est un nom + donner le sens général du mot]* qui font quelque chose sans être rétribuées. *[Puis donner le sens dans le texte]* Ces personnes s'engagent dans des associations, rendent service, aident les autres sans recevoir d'argent en retour.

Précaires : fragiles.

[Sens dans le texte] Les situations économiques et professionnelles des personnes aidées par les associations sont des situations incertaines. Ces personnes n'ont souvent pas de travail, voire pas de logement. Ces personnes manquent de sécurité sur tous les plans.

« Hors des circuits économiques de concurrence et de profit » : le travail des bénévoles est généreux, gratuit. Il ne fait pas partie du monde économique des entreprises où règne la loi du plus riche. Le bénévole n'est pas pris dans les réseaux du rendement, de la compétition ou du bénéfice.

4 Question 3 : la question de réflexion

Une des questions de l'épreuve de culture générale consiste à expliquer et commenter une idée du texte en développant une réflexion personnelle et structurée.

A| Comprendre la question

La question se compose le plus souvent de deux parties :

– le sujet : constat ou jugement, ou citation qui servent de support à la réflexion ;

– la consigne : elle précise ce que vous devez faire.

Demandez-vous : de quoi s'agit-il ? qu'est-ce qui m'est demandé ?
➜ Soulignez les mots importants qui donnent des pistes de recherche.

B| Rechercher des idées

➜ Posez des questions à partir des mots soulignés.

• **Exemple**

Expliquez pourquoi : c'est donner des causes, des raisons.
Les associations : telles qu'elles sont décrites dans le texte ; que font les bénévoles ? Qui aident-ils ? Quelles sont les valeurs qui les animent ?
Lien social : lien entre les personnes qui vivent dans une société ; contraire de « exclusion ».
Notre société : de quoi est-elle faite ? Ceux qui souffrent, ceux qui aident.

➜ Mobilisez vos connaissances.

• **Exemple**

Le sujet porte sur les associations, le bénévolat dans notre société. Que savez-vous des associations ? des buts qu'elles se fixent ? de leur rôle dans notre société ? des bénévoles et de leurs motivations ? Que savez-vous de la solidarité ? Pourquoi est-elle importante dans notre société ?

C| Organiser la réflexion

➜ Triez les idées et les connaissances rassemblées.
➜ Adoptez un plan en deux parties (autour de deux idées principales).
➜ Illustrez vos idées (donnez des exemples).

D| Introduire et conclure

L'introduction doit poser le sujet et annoncer le plan, c'est-à-dire la manière dont vous traitez le sujet.
La **conclusion** doit être une synthèse de votre réflexion.

▸ Corrigé rédigé de la question 3

On dit souvent que dans notre société règne le « chacun pour soi ». Pourtant « les associations créent du "lien social" ». Qu'est-ce que cela signifie ?
Dans les associations, quelles qu'elles soient, les gens se rencontrent. Pour se distraire, pour apprendre, pour faire une activité avec d'autres. Dès qu'il y a rencontre, il y a « lien social ». Tout être humain a besoin d'être relié à d'autres êtres humains. Grâce aux associations, les personnes, jeunes et moins jeunes, trouvent un lieu pour parler, être écoutées… Ainsi dans un quartier, une association rassemble des enfants, des adolescents, des parents à l'occasion d'une fête.
Le rôle des associations est encore plus déterminant quand il s'agit de personnes seules, exclues du monde social. Que ce soit la personne âgée, délaissée par sa famille, ou encore la personne au chômage qui a perdu ses relations familiales et amicales. Pour ces personnes, telle association où l'on peut jouer aux cartes, ou telle autre qui apporte une aide alimentaire, voire un logement, est une association qui maintient le lien avec la société. Hors ces associations, ces personnes sont exclues de la société.
Rassembler dans un même lieu, pour un même projet, c'est cela créer du « lien social ».

Fiche 37

L'organisation générale de l'être humain

Il existe plusieurs niveaux d'organisation dans le corps humain. Du plus petit au plus grand, on distingue : atome, molécule, cellule, tissu, organe, appareil ou système.

1 Définitions

Anatomie : étude des structures internes de l'organisme.
Appareil : ensemble d'organes participant à la réalisation d'une même fonction.
Atome : élément constitutif de la matière (C, H, O, N) ; exemple : la molécule d'eau (H_2O) contient 2 atomes d'hydrogène (H) et 1 atome d'oxygène (O).
Cellule : unité anatomique et fonctionnelle du corps humain ; suffixe « cyte », exemples : adipocyte, érythrocyte, leucocyte. L'étude des cellules est la cytologie.
Histologie : étude des tissus.
Molécule : la plus petite partie d'un corps, constituée d'atomes ; exemples : glucides, protéines, lipides.
Organe : structure anatomique constituée de plusieurs tissus et exerçant une fonction déterminée.
Physiologie : étude des fonctions des appareils, organes, tissus et cellules de l'organisme.
Tissu : assemblage de cellules de même type et liées par la réalisation d'une fonction déterminée.

2 Niveaux d'organisation du corps humain

Appareils	Organes	Rôle général	Fonctions
Appareil respiratoire	Fosses nasales, Pharynx, Larynx, Trachée, Bronches, Bronchioles, Alvéoles, Poumons	Permet l'apport d'O_2 et l'élimination de CO_2.	Fonction de nutrition
Appareil digestif	Bouche, Pharynx, Œsophage, Estomac, Intestin grêle, Colon, Anus, Glandes salivaires, Foie, Pancréas	Permet la digestion des aliments et l'assimilation des nutriments et des boissons.	
Appareil excréteur	Reins, Uretères, Vessie, Urètre, Méat urinaire	Permet d'éliminer les déchets de l'organisme.	
Appareil circulatoire	Cœur, Sang, Vaisseaux : Artères, Veines, Capillaires	Permet de distribuer à l'organisme les nutriments, l'O_2, les hormones, et d'évacuer les déchets.	
Système nerveux	Encéphale, Moelle épinière, Nerfs	Permet les commandes et le transport des informations.	Fonction de relation
Organes des sens	Yeux, Fosses nasales, Oreilles, Langue, Peau	Permettent les contacts avec l'environnement.	
Appareil locomoteur	Os, Muscles, Articulations	Permet les déplacements.	

Appareils	Organes	Rôle général	Fonctions
Appareil reproducteur	Femme : Ovaires, Trompes de Fallope, Utérus, Vagin Homme : Testicules, Canaux déférents, Prostate, Vésicules séminales, Pénis	Permet les rapports sexuels et la procréation des enfants.	Fonction de reproduction
Système immunitaire	Moelle osseuse, Thymus, Ganglions lymphatiques, Rate, Amygdales	Permet de lutter contre les agents infectieux.	Fonction d'intégrité
Système endocrinien	Glandes endocrines	Permet de maintenir constante la composition du milieu intérieur.	

Exercices

Exercice 37.1

Faites le lien entre les deux colonnes :

1. Appareil digestif
2. Système nerveux
3. Appareil
4. Appareil circulatoire
5. Appareil locomoteur
6. Système immunitaire
7. Appareil urinaire

a. Myomètre
b. Tibia
c. Moelle reproducteur épinière
d. Vessie
e. Aorte
f. Duodénum
g. Leucocytes

Exercice 37.2

Faites correspondre chaque nombre à une lettre :

1. Oxygène
2. Estomac
3. Hémoglobine
4. Squelette
5. Épiderme
6. Insuline
7. Ovocyte
8. Vessie
9. Glucose
10. Cervelet + vaisseaux
11. Fer
12. Vagin
13. Mélanocyte
14. Cartilage
15. Testicule
16. Calcium
17. Hématie
18. Hépatocyte
19. Acide aminé
20. Cœur
21. Pancréas

A. Atome
B. Molécule
C. Cellule
D. Tissu
E. Organe
F. Appareil

37

Fiche

Exercice 37.3

À propos du tissu conjonctif, identifiez la ou les propositions vraies :

- ▢ **A** Il est formé de cellules régulières et jointives.
- ▢ **B** Il est formé de cellules disjointes au sein d'une substance intercellulaire.
- ▢ **C** C'est le tissu le plus abondant de l'organisme.
- ▢ **D** Il possède une fonction de soutien des organes (tissu osseux) et de remplissage (tissu adipeux).

Exercice 37.4

Le corps humain est riche en eau.

Le pourcentage d'eau représenté dans le corps humain est de :

- ▢ **A** 50 %
- ▢ **B** 60 %
- ▢ **C** 70 %
- ▢ **D** 90 %

Exercice 37.5

L'eau participe à plusieurs fonctions, lesquelles ?

- ▢ **A** Thermorégulation
- ▢ **B** Transport de nombreux éléments
- ▢ **C** Élimination des déchets.

La cellule

Unité anatomique et fonctionnelle du corps humain, la cellule est un système vivant qui se nourrit, produit des déchets et de l'énergie, communique avec l'extérieur et se reproduit.

1 Définitions

Appareil de Golgi : organite formé de dictyosomes (sacs empilés), lieu de maturation, de tri et d'emballage dans des vésicules golgiennes des protéines. Ces vésicules assurent le cheminement et l'évacuation des protéines par exocytose.
Génome : matériel génétique cellulaire.
Lysosome : organite, lieu de la digestion cellulaire.
Mitochondrie : organite, lieu de la respiration cellulaire au cours de laquelle est produit l'ATP, forme de réserve énergétique pour la cellule.
Mitose : division cellulaire conforme.
Noyau : structure non permanente de la cellule et contenant l'information génétique.
Organite : entité structurale et fonctionnelle du cytoplasme. Exemple : la mitochondrie.
Réticulum endoplasmique lisse ou granuleux : organite lieu de stockage et de maturation des protéines.
Ribosome : organite libre ou fixé sur le réticulum endoplasmique, lieu de synthèse des protéines.

2 La cellule (voir planche 25)

Une cellule, entourée d'une fine membrane appelée membrane plasmique, contient un liquide : le hyaloplasme, dans lequel baignent des organites et un noyau. L'ensemble, hyaloplasme et organites, forme le cytoplasme. Le noyau est entouré d'une membrane nucléaire perforée de pores assurant une communication entre l'intérieur du noyau et le hyaloplasme, il contient l'information génétique.

3 Le cycle cellulaire

Il se déroule en deux étapes (20 heures) : l'interphase et la mitose.
L'interphase (19 h), qui se découpe elle-même en trois phases :
- la phase G1 : phase de synthèse de protéines ;
- la phase S : phase de réplication de l'ADN, pendant laquelle l'ADN se duplique ;
- la phase G2 : phase de synthèse de protéines.

La mitose (1 h, voir planche 26) qui se compose de 4 phases :
- prophase : condensation de la chromatine en chromosomes, migration des centrioles chacun vers un pôle tout en synthétisant un réseau de filaments protéique, disparition de l'enveloppe nucléaire ;
- métaphase : disposition des chromosomes sur le plan équatorial de la cellule, les chromosomes sont au maximum de leur condensation ;

– anaphase : clivage longitudinal des chromosomes au niveau du centromère, migration de chaque chromatide vers un pôle de la cellule le long des filaments protéiques (fuseau achromatique) ;
– télophase : reconstitution des enveloppes nucléaires autour de chaque lot de chromosomes, cytodiérèse : formation de deux cellules-filles identiques entre elles et identique à la cellule-mère.
La mitose est qualifiée de division conforme et équationnelle.

Remarque

Les cellules nerveuses ne se divisent pas.
Pour les cellules sexuelles, le procédé de division cellulaire associé est la méiose.

Exercices

Exercice 38.1

Chez l'homme, l'information génétique est contenue dans 23 chromosomes.
▢ **A** Vrai
▢ **B** Faux

Exercice 38.2

Qu'est-ce qu'un caryotype ?

Exercice 38.3

Complétez le texte à trous à l'aide des termes suivants : gène, nucléotide, anormale, molécules, synthèse, gènes.
Le noyau d'une cellule humaine contient 46 (..........................) d'ADN qui constituent le matériel génétique. Ces molécules comportent une succession de (..........................), chacun d'entre eux permettant la (..........................) d'une protéine. Le moindre changement d'un (..........................) dans un (..........................) peut entraîner la production d'une protéine (..........................), généralement non fonctionnelle.

Exercice 38.4

Reliez le terme qui convient à chaque définition :

1. Élément cellulaire porteur de l'information génétique.
2. Période pendant laquelle se déroule la réplication de l'ADN.
3. Substance se transformant en chromosomes lors de la division cellulaire.
4. Période pendant laquelle les chromosomes se positionnent sur le plan équatorial de la cellule.
5. Moitié de chromosome ou chromosome à un « brin ».

A. Chromatine
B. Métaphase
C. Interphase
D. Chromatide
E. Chromosome

Le système nerveux

Ce système comprend l'ensemble des organes de commande et de régulation des éléments du corps. Il traite les informations externes et internes et fournit des réponses adaptées.

1 Définitions

Cortex : couche supérieure des hémisphères cérébraux.
Fibre nerveuse motrice : élément d'un nerf véhiculant l'influx nerveux d'un centre nerveux vers un organe périphérique.
Fibre nerveuse sensitive : élément d'un nerf véhiculant l'influx nerveux d'un organe sensitif vers un centre nerveux.
Myéline : substance de nature lipidique issue de l'enroulement de cellules de Schwann autour de l'axone, lui procurant une isolation électrique.
Nerf : ensemble des fibres nerveuses.
Neurone : cellule nerveuse, lieu de la conduction et de la transmission des influx nerveux.
Neurotransmetteur : molécule assurant la transmission de l'information nerveuse au niveau d'une synapse (jonction spécialisée entre une cellule nerveuse et une autre cellule, nerveuse ou non).
Névraxe : système nerveux central = encéphale + moelle épinière.

2 Organisation du système nerveux humain (voir planche 5)

Il comprend le système nerveux cérébro-spinal (qui gère les activités volontaires et conscientes) et le système nerveux végétatif (qui gère le fonctionnement et l'adaptation des organes et viscères, et qui possède une activité inconsciente).
Le système nerveux cérébro-spinal est formé de deux parties : le névraxe et le système nerveux périphérique (ensemble des nerfs).
Il existe deux types de nerfs :
- les nerfs crâniens : 12 paires. Ils prennent naissance au niveau du tronc cérébral ;
- les nerfs rachidiens : 31 paires (8 cervicales, 12 dorsales, 5 lombaires, 5 sacrées, 1 coccygienne). Ils se détachent de la moelle épinière par 2 racines.

3 Activité réflexe et activité volontaire

A| Activité volontaire

C'est une réponse individuelle, consciente et variable, faisant intervenir les hémisphères cérébraux (voir planche 6) et pouvant se décomposer en cinq phases : l'initiation, la conduction du message sensitif, la réception dans les hémisphères cérébraux, la conduction du message moteur et la réaction.
Pour l'action « Porter un verre à sa bouche » :
- initiation : capter l'objet (récepteur visuel) ;
- conduction du message sensitif : nerfs sensitifs (nerfs optiques) ;

– réception des hémisphères cérébraux : analyse, élaboration de la réaction motrice ;
– conduction du message moteur : jusqu'à la moelle épinière (voir planche 7) puis par les nerfs moteurs (voir planche 8) jusqu'aux muscles ;
– réaction : relâchement ou contraction des muscles, réalisation des mouvements.

B| Activité réflexe

Un réflexe est une réaction automatique, inconsciente, invariable et immédiate à une stimulation ne faisant pas intervenir les hémisphères cérébraux. Il en existe deux types : les réflexes innés et les réflexes acquis.

Exercices

Exercice 39.1

Complétez la phrase suivante avec les mots : tronc cérébral, hémisphères cérébraux, frontal, pariétal, cerveau, cervelet temporal, occipital.

L'encéphale est composé :
du (..........................) ou de deux (..........................) cérébraux ; chaque hémisphère étant divisé en quatre lobes : lobe (..........................) ; (..........................) ; (..........................) ; (..........................) ;
du (..........................), qui participe à la coordination des mouvements volontaires, à l'équilibration et à la régulation du tonus musculaire ;
du (..........................), formé de la protubérance annulaire et du bulbe rachidien. Il régule et contrôle le sommeil, la respiration, l'activité cardiaque, les vaisseaux.

Exercice 39.2

Citez les 4 propriétés des cellules nerveuses.

Exercice 39.3

Quelles sont les trois méninges ?

Exercice 39.4

Quelle est la différence entre substance blanche et substance grise ?

Exercice 39.5

Mettez dans l'ordre chronologique les groupes de mots ci-après correspondant au trajet de l'influx nerveux lors d'une activité réflexe : « lâcher un verre brûlant » :

A. Nerfs moteurs

B. Récepteur sensoriel tactile

C. Muscles

D. Nerfs sensitifs

E. Moelle épinière

L'appareil locomoteur

Squelette, articulations et muscles forment un système permettant d'effectuer des mouvements mais aussi de conserver une posture.

1 Définitions

Abduction : mouvement éloignant le membre de l'axe du corps.
Adduction : mouvement rapprochant le membre de l'axe du corps.
Articulation : jonction de deux ou plusieurs os.
Arthrite : inflammation de l'articulation.
Arthrose : dégénérescence non inflammatoire du cartilage articulaire.
Cyphose : accentuation de la courbure du dos.
Entorse : élongation des ligaments sans déplacement des surfaces articulaires.
Extension : mouvement éloignant deux segments de membres en augmentant l'angle d'ouverture de l'articulation.
Flexion : mouvement rapprochant deux segments de membre en diminuant l'angle d'ouverture de l'articulation.
Fontanelle : espaces membraneux entre certains os du crâne chez les nouveaux-nés.
Fracture : rupture d'un os.
Lordose : accentuation de la cambrure lombaire.
Luxation : déboîtement de deux os dans une articulation.
Muscles : organes formés de tissu conjonctif dont les fibres, en se contractant, assurent le mouvement. La contraction de certains muscles assure l'équilibre.
Muscles antagonistes : couple de muscles dont les effets sont inverses (flexion-extension).
Périoste : membrane présente au niveau de la diaphyse et responsable de la croissance en épaisseur de l'os.
Rotation : mouvement faisant tourner le membre autour de son axe.
Scoliose : déviation latérale du rachis.
Squelette : ensemble des os (206) constituant la charpente du corps.

2 Éléments du squelette (voir planche 1)

La colonne vertébrale renferme 33 vertèbres : 7 cervicales, 12 dorsales, 5 lombaires, 5 sacrées soudées entre elles formant le sacrum, 4 coccygiennes atrophiées formant le coccyx.
La cage thoracique est composée du sternum, des cartilages costaux et de 12 paires de côtes dont 7 paires de vraies côtes, 3 paires de fausses côtes et 2 paires de côtes flottantes.
Les 12 paires de côtes sont articulées sur les 12 vertèbres dorsales.
La ceinture scapulaire est composée par la clavicule et l'omoplate.
La ceinture pelvienne est composée par le bassin (2 os iliaques soudés) et le sacrum.
Il existe trois types d'os : os longs (fémur, radius, cubitus) (voir planche 2), os plats (os du crâne, omoplate), os courts (carpes, tarses).

3 Les articulations

Il en existe trois types :
– fixes (ou sutures) : liaisons osseuses stables ne permettant aucun mouvement entre les deux os qu'elles réunissent ;
Os du crâne.
– semi-mobiles : elles réunissent les os par le biais de liaisons cartilagineuses qui ne permettent que des mouvements réduits ;
Articulations des vertèbres entre elles.
– mobiles : par le biais des cartilages articulaires des épiphyses, elles assurent une grande mobilité des os mis en contact.
Articulation du genou.

4 Les muscles

	Muscles squelettiques et rouges	Muscles viscéraux et blancs
Composition	Fibres musculaires striées	Fibres musculaires lisses
Localisation	Ils sont attachés aux os du squelette par les tendons	Ils appartiennent à la paroi des viscères et des sphincters
Mode de fonctionnement	Vie de relation	Vie végétative
Système de commande	Système nerveux cérébro-spinal	Système nerveux végétatif
Propriétés	Excitabilité, contractilité, élasticité, tonicité	
Exemples	Biceps, quadriceps	Myomètre, sphincters

Exercices

Exercice 40.1

Complétez :
Un os grandit en longueur grâce à l'activité des (A), lesquels disparaissent à l'âge adulte lorsque la croissance est terminée. La croissance en épaisseur est assurée par le (B), l'épaisseur de l'os compact augmente ainsi que le diamètre de la cavité médullaire.

Exercice 40.2

Les os du crâne sont au nombre de :

A 3

B 6

C 8

D 10

Fiche 40

Exercice 40.3

Quel est le rôle des disques intervertébraux ?

Exercice 40.4

Où trouve-t-on l'atlas et l'axis ?

Exercice 40.5

Complétez :
Les [A] sont des lames entre les deux surfaces articulaires des genoux.
Le [B] (ou synovie) est le liquide présent dans les capsules articulaires, il joue le rôle de [C].

Exercice 40.6

Complétez :
L'os est composé de cellules osseuses étoilées séparées dans une matrice, formée d'1/3 [A] (protéine : matière organique) et de 2/3 de [B] (calcium et phosphates).

41

Fiche

Les organes des sens

Les systèmes sensoriels captent les informations du monde extérieur, les transforment en influx nerveux acheminés aux centres nerveux, lieux de l'analyse et de la sensation sensorielle.

1 Définitions

Astigmatisme : défaut de courbure du globe oculaire.
Brûlure : lésion provoquée par la chaleur.
Daltonisme : défaut de la vision des couleurs.
Eczéma : rougeur par plaques sèches ou suintantes avec démangeaisons (prurit).
Érythème : rougeur, inflammation pouvant se localiser au niveau du siège.
Escarre : Nécrose tissulaire due à un arrêt de la circulation sanguine dans une zone localisée.
Hypermétropie : défaut de la vision de près.
Mydriase : dilatation réflexe du diamètre de la pupille.
Myopie : défaut de la vision de loin.
Myosis : rétrécissement réflexe du diamètre de la pupille.
Osselets : petits os (marteau, enclume, étrier) présents dans l'oreille moyenne.

2 La présentation des organes (voir planches 13, 14, 15, 16 et 17)

Organes	Yeux	Oreilles	Fosses nasales	Langue	Peau
Sens	Vue/ Vision	Ouïe/ Audition	Olfaction/Odorat	Goût/Gustation	Toucher
Stimulus	Photons	Vibrations	Molécules odorantes	Molécules gustatives	Pression
Nerf	Optique	Auditif	Olfactif	Glossopharyngien	Cutané

3 L'œil : un appareil photographique

Appareil photographique	Œil
Objectif	Milieux transparents (conjonctive, cornée, substance aqueuse, cristallin, substance vitrée)
Chambre noire	Choroïde
Pellicule photo	Rétine – cellules photosensibles = photorécepteurs (cellules à cônes : vision en couleur ; cellules à bâtonnets : vision en noir et blanc)
Diaphragme	Iris – Pupille (réglage automatique de l'intensité de la luminosité)
Mise au point	Cristallin (lentille biconvexe) (accommodation : phénomène réflexe)

4 L'oreille (voir planche 13)

5 La peau (voir planche 17)

A| Les trois couches de la peau

L'épiderme : tissu stratifié formé d'une couche superficielle, ou cornée, constituée par des cellules mortes, remplies de kératine, vouées au dessèchement. Siège de la desquamation permanente et d'une couche profonde épithéliale, couche germinale (régénération) : elle contient des kératocytes. Sa partie inférieure contient des mélanocytes (sécrétion de mélanine responsable de la pigmentation de la peau).
Le derme : tissu contenant les vaisseaux capillaires responsables de l'alimentation et de l'oxygénation de la couche germinale de l'épiderme et des fibres conjonctives élastiques, assurant l'élasticité et la tonicité de la peau, baignant dans une substance gélatineuse : le collagène (protéine).
L'hypoderme : couche formée de cellules adipeuses qui protègent contre les chocs et le froid. Elle contient de nombreux nerfs cutanés (ou peauciers).

B| Les fonctions de la peau

Protection contre les agressions mécaniques (chocs, frottements) grâce aux propriétés du collagène : la peau est souple, tonique, élastique et résistante ; contre les agressions microbiennes, la pénétration de substances toxiques, la perte ou l'excès d'eau, le sébum et la sueur forme un film qui imperméabilise la peau ; contre les rayonnements solaires (UV) grâce aux mélanocytes de la couche basale qui sécrètent la mélanine ; contre l'eau : la peau est imperméable grâce au sébum.
Fonction sensorielle : fonction assurée par les nombreuses terminaisons nerveuses.
Régulation de la température : l'épaisseur de la peau protège contre les changements brusques de température. Grâce aux thermorécepteurs, la peau lutte contre l'augmentation de température par production accrue de sueur et vasodilatation des vaisseaux sanguins et contre une diminution de température par une vasoconstriction.
Antirachitique : sous l'effet des rayons solaires, le cholestérol de la peau se transforme en vitamine D.
Épuration : la sueur est un mélange d'eau, d'urée, de sels minéraux, d'acide lactique, d'ammoniaque, de vitamine C, etc.
Échanges gazeux : la peau respire, elle absorbe de l'O_2 et rejette du CO_2.
Stockage : la peau stocke des graisses dans l'hypoderme.
Absorption percutanée des médicaments : crèmes, patchs (la libération progressive de la substance dans le sang permet le maintien de dose constante du produit).

Exercices

Exercice 41.1

Citez deux anomalies de la vision dont pourrait être atteinte une personne âgée.

Exercice 41.2

Citez des annexes de la peau.

Exercice 41.3

La peau est un organe des sens. Présentez les trois types de sensations perçues.

Exercice 41.4

Quels sont les organes annexes de l'œil ?

Exercice 41.5

Quelles sont les fonctions exercées par l'oreille ?

L'appareil digestif

Fiche 42

L'alimentation fournit à l'organisme des molécules minérales simples et des molécules organiques complexes. La digestion consiste en la transformation de certaines de ces molécules complexes en molécules simples, les nutriments, et en leur absorption.

1 Définitions

Absorption : transport des nutriments au niveau des villosités intestinales vers le milieu intérieur.
Bol alimentaire : boulette d'aliments formée avant la déglutition.
Carie : destruction des tissus durs de la dent.
Chylifère : vaisseau lymphatique dans une villosité intestinale.
Chyme : produit de la digestion gastrique.
Constipation : ralentissement du transit intestinal.
Dentition : ensemble des dents.
Digestion : simplification moléculaire par transformation mécanique et chimique des aliments en nutriments, c'est-à-dire en substances absorbables et assimilables par les cellules.
Enzyme : protéine accélérant une réaction chimique.
Exocrine : glande qui rejette son produit de sécrétion vers le milieu extérieur par un canal excréteur.
Péritoine : séreuse tapissant l'intérieur de la cavité abdominale.
Sphincter : muscle circulaire permettant l'ouverture et la fermeture d'un orifice.
Suc digestif : solution composée d'eau, d'ions et d'enzymes facilitant la digestion.
Villosités intestinales : replis de la paroi intestinale, sièges de l'absorption des nutriments (voir planche 10).

2 L'appareil et les processus digestifs (voir planche 9)

Niveaux	Phénomènes mécaniques	Phénomènes chimiques		
		Substance ingérée	**Enzyme**	**Substance transformée**
Bouche	**Mastication**	**Suc salivaire** (pH = 7) amidon	amylase salivaire →	maltose
Pharynx	**Déglutition**			
Œsophage	**Progression**			
Estomac	**Brassage**	**Suc gastrique** (pH = 2) protide	protéase (pepsine) →	polypeptides
Intestin grêle		**Suc pancréatique** amidon	amylase pancréatique →	maltose
		lipides	lipase →	acides gras + glycérol
		polypeptide	protéase (trypsine) →	dipeptides

Niveaux	Phénomènes mécaniques	Phénomènes chimiques		
		Substance ingérée	Enzyme	Substance transformée
Intestin grêle	**Mouvements** : – segmentaires : fragmentation – pendulaires : mélange aux sucs – péristaltiques : progression de 2 cm par minute + **Absorption des nutriments**	ADN et ARN **Bile** lipides **Suc intestinal** sucres simples dipeptide	nucléases → sels biliaires → sucrases → dipeptidase →	acides nucléiques lipides émulsionnés oses acides aminés
Gros intestin	**Déshydratation**	Fermentations bactériennes effectuées par la flore intestinale		

Exercices

Exercice 42.1

Répondez par vrai ou faux :

a. La lumière du tube digestif appartient au milieu intérieur de l'organisme.

b. L'estomac est le lieu où débute la digestion des protides.

c. L'action de l'amylase salivaire se poursuit un certain temps dans l'estomac.

d. Le suc pancréatique est déversé dans l'estomac.

e. Les enzymes sont des protéines.

f. Le foie sécrète la bile, qui est ensuite stockée par la vésicule biliaire.

g. Les organes digestifs sont faits de muscles lisses, leurs contractions dépendant de la volonté.

h. L'intestin grêle est composé du duodénum, du cæcum et du rectum.

i. L'appendice se situe au niveau du cæcum.

Exercice 42.2

Remplacez les lettres par les bons mots :

Les [A] (substances absorbables) sont les [B] (glucose, fructose, galactose), les acides [C], les acides gras et le glycérol, les [D], l'eau, les [E], les [F].

Exercice 42.3

Quel est le nom des trois paires de glandes salivaires ?

Exercice 42.4

Quels sont les aliments qui ne sont pas absorbés ?

Exercice 42.5

Quelle est la formule dentaire d'un adulte ?

Exercice 42.6

Classez les différentes étapes de la digestion dans l'ordre chronologique :

A déglutition   B brassage   C fermentation   D mastication

L'appareil respiratoire

La respiration ne se résume pas seulement à l'observation évidente de l'inspiration et de l'expiration, elle constitue à l'échelle cellulaire un des maillons de la chaîne des appareils participant à la nutrition des cellules.

1 Définitions

Amplitude ventilatoire : différence de volume du thorax entre l'inspiration et l'expiration (volume d'air inspiré).
Cycle respiratoire : succession inspiration + expiration. Chez l'adulte, il est de 12 à 20 cycles/min, chez l'enfant, 20 à 30 cycles/min, chez le bébé, 30 à 40 cycles/min.
Diaphragme : muscle inspirateur principal.
Diffusion : transport passif du milieu le plus concentré vers le milieu le moins concentré (principe des échanges gazeux).
Expiration : phénomène passif – sortie d'air.
Hématose : échanges gazeux entre l'air et le sang.
Inspiration : phénomène actif – entrée d'air.
Lobe pulmonaire : ensemble formé de lobules pulmonaires.
Lobule : ensemble formé d'alvéoles.
Poumon : organe des échanges gazeux avec le milieu extérieur, recouvert par la plèvre. Le poumon droit est formé de trois lobes, le poumon gauche de deux lobes.
Rythme ventilatoire : Régularité du mouvement. Il augmente lors d'un effort musculaire.
Surface d'échange : paroi caractérisée par une grande surface, une faible épaisseur et une importante vascularisation. Exemple : la paroi des alvéoles.

2 Organisation générale de l'appareil respiratoire (voir planche 11)

L'appareil respiratoire est constitué des voies aériennes supérieures (fosses nasales, pharynx, larynx) et des voies aériennes inférieures ou arbre bronchique (trachée, bronches, bronchioles) qui se terminent par des « petits sacs », les alvéoles pulmonaires, lieux des échanges gazeux.

3 Les échanges gazeux (voir planche 12)

Comparaison de l'air inspiré et de l'air expiré

Composants	Air inspiré	Air expiré
Azote	80 %	80 %
Dioxygène O_2	20 %	15 %
Dioxyde de carbone CO_2	0,03 %	5 %
Vapeur d'eau	Variable	+++

Exercices

Exercice 43.1

Quel est le rôle de la plèvre ?

Exercice 43.2

Comment sont contrôlées l'inspiration et l'expiration ?

Exercice 43.3

Replacer dans le texte les mots ci-après : bronches, dioxyde de carbone, la trachée, circulatoire, l'œsophage, poumons, dioxygène, respiratoire.

Texte

Les cellules de l'organisme consomment du .... et rejettent du .... pour assurer leurs fonctions. Or, ces cellules n'ont pas de contact avec l'air ambiant. La respiration cellulaire se fait par l'intermédiaire de l'appareil .... couplé avec l'appareil .... Les voies aériennes supérieures donnent accès à un conduit flexible, ..., située en avant des vertèbres et de ...., laquelle se divise en deux .... pénétrant dans les ....

L'appareil cardio-vasculaire

Il permet le transport de molécules (nutriments, gaz respiratoires, déchets organiques...) entre les surfaces d'échanges (villosités intestinales, alvéoles pulmonaires, glomérules rénaux) et les cellules des organes.

1 Définitions

Bradycardie : diminution du rythme cardiaque.
Capillaire : vaisseau sanguin ou lymphatique assurant les échanges entre sang et lymphe interstitielle, entre milieu interstitiel et lymphe. Leur paroi formée d'une seule couche de cellules est perméable et autorise les échanges de matières nutritives (O_2, nutriments) et l'évacuation des déchets (CO_2, déchets).
Cœur : muscle creux, de couleur rougeâtre, logé dans la cage thoracique, entre les poumons.
Coronaires : artères irriguant le cœur.
Hémostase : ensemble des réactions intervenant dans l'arrêt des hémorragies.
Lymphe : liquide clair et incolore ayant une composition voisine de celle du sang privé de globules rouges.
Tachycardie : augmentation du rythme cardiaque.
Valvules : structures régulant le passage du sang entre les cavités cardiaques, et entre les ventricules et les artères.

2 Histologie du cœur (voir planche 4)

Il est constitué, de l'extérieur vers l'intérieur :
- du péricarde, enveloppe à double feuillet ;
- du myocarde (ou muscle cardiaque), muscle épais qui assure les contractions ;
- de l'endocarde, tissu épithélial qui tapisse la partie interne.

3 Circulation sanguine (voir planche 3)

Elle se fait dans un système fermé et toujours dans le même sens.
Le système circulatoire peut se diviser en deux systèmes étroitement liés :
- la petite circulation ou circulation pulmonaire : circuit du sang du cœur droit vers le cœur gauche en passant par les poumons (cœur → poumons → cœur). Ce circuit permet l'oxygénation du sang ;
- la grande circulation ou circulation systémique : circuit du sang du cœur gauche vers le cœur droit en passant par tous les organes du corps (cœur → organes → cœur).

Elle assure l'apport du sang oxygéné et des nutriments aux différents tissus et organes.

4 Coagulation sanguine

En cas de brèche vasculaire, il y a d'abord vasoconstriction (diminution du calibre) des vaisseaux lésés (qui diminue la fuite de sang) et agrégation de plaquettes autour de la plaie, afin de former un bouchon appelé caillot blanc ou clou plaquettaire. Puis, on assiste à l'activation des facteurs de coagulation contenus dans le plasma (thromboplastine, prothrombine, thrombine et fibrinogène). La thrombine transforme le fibrinogène en fibrine : cette substance fortement coagulante va former un réseau de filaments autour de la plaie, qui emprisonnera dans ces fibres les hématies, formant ainsi le caillot rouge hémostatique.

5 Circulation lymphatique

Toutes nos cellules baignent dans un liquide, la lymphe interstitielle. Ce milieu de vie porte le nom de milieu intérieur, il se renouvelle sans cesse. Il est issu du sang, est drainé par les vaisseaux lymphatiques et retourne ensuite au sang au niveau des veines caves. La circulation lymphatique est parallèle à la circulation sanguine. Le long des vaisseaux lymphatiques se trouvent des ganglions lymphatiques.

Exercices

Exercice 44.1

Quelles sont les trois phases de l'activité cardiaque ?

Exercice 44.2

Les veines sont des vaisseaux qui véhiculent le sang du cœur vers les organes. Vrai ou faux ?

Exercice 44.3

Quelle est la composition du sang ?

Exercice 44.4

Quels sont les rôles de la circulation lymphatique ?

L'appareil urinaire

Les reins font partie des organes excréteurs comme les poumons (rejet de vapeur d'eau et de dioxyde de carbone), les glandes sudoripares (sécrétion de sueur) et le foie (production d'urée) ; ils débarrassent le sang principalement de l'urée.

1 Définitions

Bassinet : réservoir collecteur des urines.
Diurèse : quantité d'urine émise par jour.
Diurétique : substance augmentant le volume urinaire.
Énurésie : incontinence urinaire nocturne chez l'enfant.
Incontinence : trouble caractérisé par une émission involontaire d'urine.
Néphron : unité anatomique et fonctionnelle du rein.
Rein : organe rougeâtre recouvert d'une petite glande endocrine, la glande surrénale.
Il est responsable de la production d'urine.
Sphincter : muscle constricteur à la base de la vessie.
Uretère : conduit élastique de 25 cm de long qui fait progresser l'urine du rein vers la vessie.
Urètre : conduit d'évacuation de l'urine vers l'extérieur, qui possède à son début un double sphincter, un sphincter de contraction involontaire et un autre de contraction volontaire.
Urine : liquide jaune, limpide, stérile (aucun micro-organisme), légèrement acide, rejeté à raison de 1 à 1,5 litre/jour.
Vessie : poche élastique recevant l'urine (contenance 300 à 500 ml). Réservoir possédant un système anti-reflux qui empêche l'urine de remonter vers les reins.

2 L'organisation de l'appareil rénal (voir planches 18, 19 et 20)

3 Les rôles du rein

Miction : elle permet l'écoulement des urines par l'urètre.
Filtre : les reins retirent du sang les composants de l'urine par filtration.
Épuration : les reins arrêtent les substances nutritives indispensables à l'organisme (lipides, protides, glucides) après filtration et réabsorption (pouvoir sélectif).
Maintien de la stabilité du milieu intérieur, ou homéostasie :
– équilibration de l'eau corporelle : en fonction des besoins, les reins retiennent l'eau ou en augmentent l'élimination afin de toujours maintenir une quantité d'eau constante dans le corps. Ils participent ainsi à la régulation de la pression artérielle ;
– équilibration des sels minéraux : les reins assurent le maintien de la quantité normale des principaux sels minéraux présents dans le sang ;
– équilibration de l'acidité sanguine : le fonctionnement cellulaire produit des acides qui sont éliminés par les reins, maintenant ainsi un pH constant.

Synthèse

Les reins assurent la synthèse de nombreux produits : ammoniaque, urochrome (responsable de la pigmentation jaune des urines).

Exercices

Exercice 45.1

Complétez le texte suivant :

Les (.........................) contiennent des milliers de minuscules unités de filtration appelées (.........................). L'(.........................) est le résultat de cette filtration qui passe par le (.........................) et l'(.........................) pour être collectée dans la (.........................). Cette urine s'évacue par (.........................) lors de la (.........................).

Exercice 45.2

Quelle est la composition de l'urine ?

Exercice 45.3

Quel organe fabrique l'urée ?

Exercice 45.4

Replacez les organes de la liste suivante dans l'ordre du trajet de l'urine : urètre, uretère, glomérule, tubule, vessie, bassinet.

Exercice 45.5

Reliez chaque terme à sa définition

A. Présence de glucose dans les urines	**1.** Calcul rénal
B. Cristaux de sels dans l'appareil urinaire	**2.** Cystite
C. Présence d'albumine dans les urines	**3.** Glycosurie
D. Inflammation de la vessie	**4.** Albuminurie

La reproduction

Assurer l'équilibre des populations, faire apparaître à chaque génération des êtres originaux et uniques, voici quelques-unes des caractéristiques de la reproduction. Chez l'homme, comme chez tous les mammifères, la fécondation, possible par le rapport sexuel, est interne.

1 Définitions

Annexes embryonnaires : ensemble de formations élaborées par l'embryon et éliminées à la naissance.
Fécondation : union d'un spermatozoïde et d'un ovule permettant la formation d'un œuf ou zygote, cellule à 46 chromosomes (diploïde qui possède un double lot de chromosomes) : 44 autosomes + XX (chromosomes sexuels) = fille ; 44 autosomes + XY (chromosomes sexuels) = garçon.
Gamète : cellule sexuelle mâle (spermatozoïde) ou femelle (ovule) possédant 23 chromosomes.
Gestation : grossesse.
Gonade : organe génital mâle (testicule) ou femelle (ovaire).
Méiose : processus cellulaire comportant deux divisions et caractérisant la production de gamètes (voir planche 27).
Myomètre : muscle utérin.
Nidation : fixation de l'embryon à l'endomètre.
Œstrogène : hormone ovarienne produite lors du cycle ovarien, stimulant les organes sexuels féminins.
Progestérone : hormone ovarienne produite lors de la phase lutéale du cycle ovarien, préparant la muqueuse utérine à la nidation de l'œuf en cas de fécondation ; et hormone de la grossesse produite par le placenta.
Testostérone : hormone sécrétée par les testicules et activant la spermatogenèse.

2 L'appareil génital de l'homme (voir planches 21 et 22)

3 L'appareil génital de la femme (voir planche 23)

4 Le fonctionnement de l'appareil génital de la femme

A| Le cycle ovarien

Son fonctionnement débute à la puberté et se termine à la ménopause. Durant toute cette période, l'activité génitale est cyclique (28 jours). Le cycle commence le premier jour des règles et s'achève la veille des règles suivantes.
Chaque mois, l'un des deux ovaires produit un ovule, « récupéré » par les voies génitales. L'ovulation est précédée d'une phase folliculaire (14 jours), au cours de laquelle un follicule (sécrétion d'œstrogènes) arrive à maturité. Son éclatement aboutit à l'ovulation. Après l'ovulation, la paroi de l'ovaire se cicatrise. Les restes

du follicule se transforment en corps jaune (sécrétion de progestérone). En l'absence de grossesse, le corps jaune régresse et limite la durée de la seconde phase à 14 jours.

B| Le cycle utérin

La muqueuse de l'utérus, l'endomètre, se modifie au cours d'un cycle dont les limites correspondent à celle du cycle ovarien. Le début du cycle démarre par sa destruction : les règles. Grâce aux œstrogènes il se régénère, puis grâce à la progestérone, il se prépare à accueillir un éventuel embryon.

5 De la fécondation à la nidation (voir planche 24)

Exercices

Exercice 46.1

Quelles sont les deux principales fonctions des testicules ?

Exercice 46.2

Répondez par vrai ou faux :

a. Le noyau de l'ovule possède 23 paires de chromosomes.

b. Le liquide prostatique constitue le sperme.

c. Les spermatozoïdes sont porteurs des chromosomes XY ou XX.

d. Dès la fin du quatrième mois de grossesse, l'embryon est nommé fœtus.

e. La FIVETE est un moyen de lutter contre la stérilité.

f. Sida signifie syndrome d'immunodéficience acquise.

g. Un ovaire fécondé par un spermatozoïde prend le nom de zygote.

h. La segmentation de l'œuf s'effectue après la nidation.

Exercice 46.3

Quelles sont les annexes embryonnaires ?

Exercice 46.4

Issus d'un œuf qui s'est scindé en deux avant la première division de segmentation, ils ont le même patrimoine génétique et sont obligatoirement de même sexe ; ce sont les :

A vrais jumeaux

B faux jumeaux

Le système immunitaire

L'homme vit dans un milieu peuplé d'éléments dont certains, pathogènes, sont responsables de maladies. Leur pénétration dans le milieu intérieur mobilise de nombreux acteurs à l'origine du développement de réactions immunitaires.

1 Définitions

Allergène : antigène inoffensif pour certains individus (pollen, aliment, spores de moisissures, venins, poils ou plumes d'animaux, acariens), déclenchant, chez un sujet, une réponse exubérante (asthme, rhume des foins, eczéma, urticaire, conjonctivite...), voire un choc anaphylactique (réaction généralisée).

Anticorps ou immunoglobulines : protéines spécifiques sécrétées par les plasmocytes, cellules issues de la différenciation de lymphocytes B, dont la fonction essentielle est de neutraliser les antigènes.

Antigène : élément (cellule, molécule) reconnu comme étranger par le système immunitaire et déclenchant une réponse immunitaire.

Bactéricide : produit ou procédé ayant la propriété de tuer les bactéries.

Contamination : infection par des germes pathogènes.

Immunité : état de protection, de résistance naturelle ou acquise, d'un organisme sain vis-à-vis d'un agent étranger agressif interne ou externe.

Infection : envahissement d'un organisme par un microbe. S'il est pathogène, il en résulte une maladie infectieuse.

Infection nosocomiale : infection provoquée par un acte de soin ou un séjour en milieu hospitalier.

Microbe : le plus petit organisme vivant, sa taille se mesure en micromètres (millièmes de millimètre).

Pathogène : propriété d'un microbe de rendre un individu malade.

Porteur sain : individu qui est porteur de micro-organismes dangereux pour les autres, mais qui ne présente lui-même aucun signe de maladie. Il est donc vecteur de maladie.

Septicémie : développement dans l'organisme de bactéries pathogènes transportées par le sang.

Toxémie : diffusion dans l'organisme de toxines qui restent localisées au point d'infection.

Toxine : protéine sécrétée par un être vivant (bactérie, champignon, serpent...) auquel elle confère son pouvoir pathogène.

Virulence : propriété des microbes pathogènes à se multiplier dans leur hôte.

2 Les aides à la réponse immunitaire

	Vaccins	Sérums
Définition	Préparation contenant des microbes ayant perdu leur pouvoir pathogène.	Préparation contenant des anticorps.
Action	Méthode préventive.	Méthode curative.

	Vaccins	Sérums
Immunité	active : l'organisme développe ses propres anticorps. spécifique : chaque vaccin correspond à une espèce microbienne bien définie. tardive : efficacité après plusieurs injections. durable : si les rappels sont faits dans les temps.	passive : l'organisme reçoit des anticorps d'un autre organisme. immédiate : dès la première injection. de courte durée : 3 à 4 semaines.
Forme	Les vaccins sont souvent associés.	Ils ne sont jamais associés.
Exemples	BCG contre la tuberculose. DTP contre diphtérie, tétanos et poliomyélite.	Sérum antidiphtérique ou antitétanique.

Exercices

Exercice 47.1

Remplacez les lettres par les bons mots.
La réaction inflammatoire est une réaction [A]. Elle se caractérise par une [B] et une chaleur locales (dilatation locale des capillaires), un [C] (lié à la sortie de plasma et de [D] des capillaires) et une E (due à l'irritation des fibres nerveuses).

Exercice 47.2

Qu'est-ce que la phagocytose ?

Exercice 47.3

Quels sont les deux types d'immunité ?

Exercice 47.4

Quels sont les modes de contamination du VIH ?

Exercice 47.5

Reliez les termes suivants à leur définition :

1. Ensemble des procédés destinés à éviter le développement des infections, en empêchant l'introduction des microbes dans l'organisme.

2. Médicament actif uniquement sur les bactéries.

3. Opération qui consiste à détruire les toxines et les microbes.

4. Opération au résultat momentané permettant, au niveau des tissus vivants, d'éliminer les microbes.

5. Destruction momentanée des germes infectieux se trouvant hors de l'organisme, à la surface du corps.

A. Antibiotique
B. Antiseptie
C. Aseptie
D. Désinfection
E. Stérilisation

Les hormones

Le système endocrinien correspond à l'ensemble des organes et des tissus qui fabriquent et libèrent les hormones. Les hormones sont ensuite transportées par le sang afin de réguler de nombreux processus physiologiques (croissance, métabolisme, reproduction, fonctionnement des organes).

1 Définitions

Glande endocrine : glande dont le produit de sécrétion, hormone(s), est libéré dans le sang.
Homéostasie : maintien de la constance des paramètres du milieu intérieur.
Hormone : substance chimique produite par une cellule ou une glande endocrine, libérée dans le sang et ayant une action sur des cellules cibles.

2 Les principaux messagers chimiques

Une des originalités du système endocrinien est d'être capable, par la sécrétion d'hormones, de stimuler des organes très distants et ainsi de coordonner des fonctions complexes.

Glande endocrine	Localisation	Nom de l'hormone	Rôle(s) de l'hormone
Hypothalamus	Base du cerveau	Neurosécrétions	Régulation des hormones hypophysaires
Post ou Neurohypophyse	Base du cerveau	Ocytocine ADH ou Vasopressine	Excrétion du lait Réabsorption d'eau par les reins
Anté ou Adénohypophyse		Hormone de croissance GH Thyréostimuline TSH Corticostimuline ACTH Gonadostimulines FSH et LH Prolactine	Croissance de tous les tissus + hormone hyperglycémiante Stimule la thyroïde Stimule la corticosurrénale (production de glucocorticoïdes) Stimulent les gonades Production de lait
Thyroïde	Base du cou	Thyroxine (T3 et T4) Calcitonine	Augmentation du métabolisme (augmentation de la consommation d'oxygène par les tissus) Baisse la calcémie (hormone hypocalcémiante)
Parathyroïdes (4)	Accolées à la thyroïde	Parathormone	Augmentation de la calcémie (hormone hypercalcémiante)
Corticosurrénales (2)	Sur les reins	Corticostéroïdes Aldostérone Glucocorticoïdes (cortisone, cortisol)	Augmente la réabsorption rénale de Na^+ Hormones hyperglycémiantes Action anti-inflammatoire
Médullosurrénales (2)		Catécholamines Adrénaline	Hormone du stress, hormone hyperglycémiante

Glande endocrine	Localisation	Nom de l'hormone	Rôle(s) de l'hormone
Pancréas (îlots de Langerhans)	Sous l'estomac	Insuline (cellules b) Glucagon (cellules a)	Hormone hypoglycémiante Hormone hyperglycémiante
Gonades	Femme : cavité abdominale Homme : extra-abdominale	Œstrogènes – Progestérone Testostérone	Développement et maintien des organes génitaux Développement et maintien des caractères sexuels secondaires

Exercices

Exercice 48.1

Identifiez les cellules qui appartiennent à des glandes endocrines :

A les cellules sébacées

B les hépatocytes

C les îlots de Langerhans

D les cellules thyroïdiennes

E les cellules des parotides

F les cellules hypophysaires

Exercice 48.2

Citez les deux fonctions d'une glande mixte.

Exercice 48.3

Une substance anormalement présente dans les urines peut témoigner de la maladie appelée diabète.

a. Quelle est cette substance ?

b. Quelle est la glande endocrine impliquée dans cette maladie ?

c. Désigner l'hormone défaillante pour cette maladie.

Exercice 48.4

Reliez la glande à l'hormone qu'elle sécrète :

A Ovaire	**1.** Hormone de croissance
B Pancréas	**2.** Adrénaline
C Surrénales	**3.** Progestérone
D Hypophyse	**4.** Glucagon

Exercice 48.5

Pour chaque fonction, précisez le nom de l'organe correspondant et s'il s'agit d'une fonction endocrine ou exocrine.

A Sécrètent les œstrogènes.

B Élabore la bile.

C Sécrète une protéase et l'acide chlorhydrique.

D Sécrète la FSH et la LH.

E Sécrètent le cérumen.

Nombres décimaux

Pour écrire les nombres, on utilise dix chiffres : 0, 1, 2, 3, 4, 5, 6, 7, 8, 9. Les nombres servent à dénombrer et à calculer.

1 Nombres entiers

Un nombre entier est un nombre qui peut s'écrire sans virgule.
Dans un nombre entier :
– le chiffre le plus à droite est le chiffre des unités ; 10 unités forment 1 dizaine.
– le chiffre placé à gauche de celui des unités est celui des dizaines ; 10 dizaines forment 1 centaine.

milliard	centaine de millions	dizaine de millions	million	centaine de mille	dizaine de mille	unité de mille	centaine	dizaine	unité
			1	0	4	3	7	2	5

2 Nombres décimaux

Un nombre décimal est un nombre écrit avec une virgule.
La place de la virgule indique la valeur représentée par chaque chiffre et comment lire le nombre.
Le premier chiffre à gauche de la virgule est le chiffre des unités.

millier	centaine	dizaine	unité	,	dixième	centième	millième
	2	9	7	,	3	6	5

En chiffres, un nombre décimal peut s'écrire de plusieurs manières.
Un nombre entier est un nombre décimal particulier : les chiffres de la partie décimale sont égaux à 0.

3 Arrondis d'un nombre décimal

Pour arrondir un nombre à l'unité :
– si le premier chiffre après la virgule est 0, 1, 2, 3 ou 4, on prend la valeur entière immédiatement inférieure ;
– si le premier chiffre après la virgule est 5, 6, 7, 8 ou 9, on prend la valeur entière immédiatement supérieure.
On peut, en transposant la règle, arrondir un nombre au dixième, au centième ou au millième.

Exercices

Exercice 49.1

Donner le chiffre des dizaines de chacun des nombres suivants :
13 827 ; 735 ; 49 ; 6 702.

Exercice 49.2

Pour chacun des nombres suivants, donner le chiffre des unités et celui des centaines :

5 821 ; 31 045 ; 690.

Exercice 49.3

Donner le chiffre des unités de chacun des nombres suivants :
18,25 ; 420,3 ; 7,352 ; 0,46.

Exercice 49.4

Pour chacun des nombres suivants, donner le chiffre des dizaines et celui des dixièmes :

1 325,47 ; 98,361 ; 176.

Exercice 49.5

Dans les nombres suivants, indiquer si 3 est le chiffre des unités, ou des dizaines, ou des dixièmes, ou... :

834,11 ; 0,739 ; 1 325,4 ; 3,56.

Exercice 49.6

Vous réglez à l'aide d'un chèque une dépense de 329,14 €. Écrivez en lettres la somme portée sur le chèque.

Exercice 49.7

Parmi les nombres suivants, quels sont ceux qui sont égaux ?
507 ; 57,00 ; 570 ; 57 ; 750 ; 57,0 ; 75 ; 5 700 ; 50,7 ; 5 070 ; 50,70.

Exercice 49.8

On donne les nombres suivants : 7,182 ; 128,537 ; 36,091.

a. Arrondir ces nombres à l'unité.

b. Arrondir ces nombres au dixième.

c. Arrondir ces nombres au centième.

Exercice 49.9

a. Arrondir au centime d'euro 17,736 €.

b. Arrondir au litre 728,51 litres.

c. Arrondir au dixième de gramme 1,748 gramme.

Addition et soustraction

Les additions et les soustractions les plus simples peuvent s'effectuer mentalement. Sinon, on pose l'opération lorsque l'utilisation de la calculatrice est interdite. Le symbole de l'addition est le signe + ; celui de la soustraction est le signe –.

1 Disposition des nombres

Pour ajouter ou soustraire un nombre à un autre nombre, on pose l'opération en alignant les chiffres des unités. Dans une soustraction, le plus grand des deux nombres s'écrit sur la première ligne.

- **Exemple**

1. Pour effectuer 7 825 + 239 qui est une addition de nombres entiers, on aligne les chiffres de droite.

2. Pour effectuer 475,8 – 82,73, qui est une soustraction de nombres décimaux, on aligne les chiffres qui sont à gauche.

$$\begin{array}{rcccc} & 7 & 8 & 2 & \mathbf{5} \\ + & & 2 & 3 & \mathbf{9} \\ \hline \end{array} \qquad \begin{array}{rccccc} & 4 & 7 & \mathbf{5}, & 8 & \\ - & & 8 & \mathbf{2}, & 7 & 3 \\ \hline \end{array}$$

2 Calcul d'une addition ou d'une soustraction

On ajoute ou on soustrait les chiffres d'une même colonne en commençant par la colonne de droite. Pour les nombres décimaux, on place la virgule dans le résultat sous la virgule des nombres de l'addition ou de la soustraction.

1. On calcule 7 825 + 239. On commence l'opération par la droite.

$$\begin{array}{rcccc} & {}^{1}7 & 8 & {}^{1}2 & 5 \\ + & & 2 & 3 & 9 \\ \hline & 8 & 0 & 6 & 4 \end{array}$$

2. On calcule 475,8 – 82,73. On commence l'opération par la droite.

$$\begin{array}{rccccc} & 4 & {}_{1}7 & 5, & 8 & {}_{1}0 \\ - & {}_{1} & 8 & 2, & 7 & {}_{+1}3 \\ \hline & 3 & 9 & 3, & 0 & 7 \end{array}$$

Exercices

Exercice 50.1

Poser les additions suivantes, puis calculer.

a. 325 + 76 ; 228 + 3 027 + 43

b. 17,15 + 0,9 ; 3,125 + 62 + 357,46

Exercice 50.2

Poser les soustractions suivantes, puis calculer.

a. 478 – 65 ; 1 834 – 656

b. 49,67 – 0,7 ; 72,1 – 39,84

Exercice 50.3

Calculer mentalement, sans poser les opérations.

a. 380 + 1 ; 380 – 1 ; 380 + 10 ; 380 – 10 ; 380 + 100 ; 380 – 100

b. 16,5 + 0,5 ; 16,5 – 0,5

c. 35 + 65 ; 3,5 + 6,5 ; 0,35 + 0,65

Exercice 50.4

Calculer la somme des nombres suivants : treize mille quatre cent neuf et cinq mille quatre-vingt-trois.

Donner le résultat en chiffres et en lettres.

Exercice 50.5

Remplacer les points par les chiffres correspondants.

$$\begin{array}{cccc} & 3 & 5 & 2 \\ + & \cdot & 8 & \cdot \\ \hline & 9 & \cdot & 0 \end{array} \qquad\qquad \begin{array}{cccc} & 7 & \cdot & \cdot \\ - & \cdot & 5 & 8 \\ \hline & 1 & 4 & 5 \end{array}$$

Exercice 50.6

Une baignoire contient 27 litres d'eau chaude. On ajoute 6,5 litres d'eau froide.

Calculer la quantité d'eau, en litres, dans la baignoire.

Multiplication

Lorsque l'on effectue à la main une multiplication, il est nécessaire de connaître le résultat de la multiplication de deux chiffres quelconques. Le symbole de la multiplication est le signe ×.

1 Table de multiplication

×	**1**	**2**	**3**	**4**	**5**	**6**	**7**	**8**	**9**
1	1	2	3	4	5	6	7	8	9
2	2	4	6	8	10	12	14	16	18
3	3	6	9	12	15	18	21	24	27
4	4	8	12	16	20	24	28	32	36
5	5	10	15	20	25	30	35	40	45
6	6	12	18	24	30	36	42	48	54
7	7	14	21	28	35	42	49	56	63
8	8	16	24	32	40	48	56	64	72
9	9	18	27	36	45	54	63	72	81

Les résultats de ce tableau sont à connaître par cœur.
Pour obtenir 9×7, on lit le nombre inscrit dans la case située à l'intersection de la ligne 9 et de la colonne 7, ou de la ligne 7 et de la colonne 9. On obtient $9 \times 7 = 63$. On remarque que l'on a également $7 \times 9 = 63$.

2 Multiplication de deux nombres entiers

Pour multiplier deux nombres entiers, on les dispose l'un sous l'autre. On multiplie chaque chiffre du premier nombre par chaque chiffre du second.

$$\begin{array}{r} 2\;3^{2} \\ \times \quad 8 \\ \hline 1\;8\;4 \end{array} \qquad \begin{array}{r} 2\;3 \\ \times \quad 5\;8 \\ \hline 1\;8\;4 \\ 1\;1\;5\; \\ \hline 1\;3\;3\;4 \end{array}$$

3 Multiplication de deux nombres décimaux

Pour multiplier deux nombres décimaux, on effectue la multiplication comme celle des nombres entiers, puis on place la virgule dans le résultat : le nombre de décimales du résultat est égal au nombre total de décimales des deux nombres que l'on multiplie.

$$\begin{array}{r} 2{,}3\;7 \\ \times \quad 5{,}8 \\ \hline 1\;8\;9\;6 \\ 1\;1\;8\;5\; \\ \hline 1\;3{,}7\;4\;6 \end{array}$$

Exercices

Exercice 51.1

a. Compléter la « table de multiplication du 9 » :

$9 \times 0 =$ .... ; $9 \times 1 =$ .... ;

$9 \times 2 =$ .... ; $9 \times 3 =$ .... ;

$9 \times 4 =$ .... ; $9 \times 5 =$ .... ;

$9 \times 6 =$ .... ; $9 \times 7 =$ .... ;

$9 \times 8 =$ .... ; $9 \times 9 =$ ....

On peut s'aider dans un premier temps de la table de la page précédente. Puis, répéter cette table pour être capable de la réciter sans hésitation.

b. Faire de même pour les autres chiffres.

Exercice 51.2

Effectuer, en les posant, les opérations suivantes :

69×7 ; 125×4 ; $3\,028 \times 3$

Exercice 51.3

Effectuer les opérations suivantes :

15×18 ; 77×26 ; 123×95 ; 304×74 ; 345×679

Exercice 51.4

Effectuer les opérations suivantes :

$75 \times 9{,}4$; $28{,}3 \times 5{,}47$; $2{,}86 \times 0{,}18$; $0{,}99 \times 9{,}9$

Exercice 51.5

Un cédérom coûte 12 €. Calculer le prix de 5 cédéroms identiques.

Exercice 51.6

Une boîte pèse 1,2 kg. Calculer la masse de 5 boîtes identiques.

Division

La division est la plus complexe des quatre opérations. Seule une pratique régulière permet de bien maîtriser sa technique. Le symbole de la division est : ou ÷ sur les calculatrices, ou un trait horizontal.

1 Division de nombres entiers

Le nombre que l'on divise est le dividende ; le nombre par lequel on divise est le diviseur.

dividende	diviseur
reste	quotient

dividende = diviseur × quotient + reste
reste < diviseur

On commence la division en prenant à gauche du dividende un nombre au moins égal au diviseur.

1. On calcule 32 ÷ 5 (quotient entier, c'est-à-dire sans aller après la virgule).

3 2	5
2	**6**

32 est le dividende ; 5 est le diviseur.
Le diviseur 5 est contenu **6** fois dans 32. Le quotient est 6.
5 × 6 = 30 ; 32 – 30 = 2. Le reste est 2.

2. On calcule 537 ÷ 6 (quotient entier).

5 3 7	6
5 7	**8 9**
3	

Dans 53, il y a **8** fois 6.
On écrit 8 au quotient et on retranche 8 × 6 = 48 de 53.
Il reste 5, qu'on écrit au-dessous du 3 de 53.
On abaisse le 7, ce qui fait 57. Dans 57, il y a **9** fois 6.
On écrit 9 au quotient et on retranche 9 × 6 = 54 de 57.
Il reste 3, qu'on écrit au-dessous du 7 de 57.

3. On calcule 437 ÷ 16 (quotient entier).

4 3 7	1 6
1 1 7	**2 7**
0 5	

Dans 43, il y a **2** fois 16.
On écrit 2 au quotient et on retranche 2 × 16 = 32 de 43.
Il reste 11, qu'on écrit au-dessous de 43.
On abaisse le 7, ce qui fait 117. Dans 117, il y a **7** fois 16.
On écrit 7 au quotient et on retranche 7 × 16 = 112 de 117.
Il reste 5, qu'on écrit au-dessous du 7 de 117.

2 Division de nombres décimaux

Si le diviseur a des chiffres après la virgule, on barre cette virgule et on déplace la virgule du dividende d'autant de rangs vers la droite qu'il y a de décimales dans le diviseur. Si nécessaire, on ajoute des zéros à la droite du dividende.
Lorsqu'on abaisse le chiffre des dixièmes du dividende, on met une virgule dans le quotient.

• **Exemple**

On divise 57,87 par 2,5. On arrêtera la division deux chiffres après la virgule.

57,8,7	2,5
078	**23,14**
037	
120	
20	

Cela revient à diviser 578,7 par 25 : on ne garde pas de virgule au diviseur.
On effectue ensuite la division comme celle de deux nombres entiers.
On place la virgule au quotient quand on abaisse le 7 du dividende.
Pour donner le quotient avec deux chiffres après la virgule, on ajoute un 0 à la droite du dernier reste.

Exercices

Exercice 52.1

Effectuer les divisions suivantes, sans les poser (Exemple : $35 \div 7 = 5$ car $7 \times 5 = 35$) :

$12 \div 3$; $42 \div 6$; $56 \div 8$; $25 \div 5$; $72 \div 9$; $28 \div 4$; $88 \div 11$; $45 \div 9$; $36 \div 2$

Exercice 52.2

Effectuer les divisions suivantes. Les quotients sont exacts (les divisions se terminent) :

a. $468 \div 6$; $203 \div 7$; $1\,245 \div 5$

b. $810 \div 45$; $1\,387 \div 73$; $1\,518 \div 23$

Exercice 52.3

Effectuer les divisions suivantes. Donner les quotients avec 1 chiffre après la virgule :

$915{,}8 \div 3{,}7$; $55 \div 0{,}9$; $2{,}6 \div 1{,}74$

Exercice 52.4

5 cahiers identiques coûtent 9 €.
Calculer le prix d'un cahier.

Exercice 52.5

18 boîtes de même masse pèsent ensemble 57,6 kg.
Quelle est la masse d'une boîte ?

Exercice 52.6

Maxime a payé 39,12 € d'essence à une pompe qui affiche le litre à 1,20 €.
Calculer le nombre de litres d'essence payés.

Choix d'une opération

Les opérations permettent de résoudre des problèmes. Encore faut-il trouver quelles sont les opérations à effectuer.

1 Addition

Les mots « total », « somme », « ajouter », « de plus que » dans l'énoncé d'un problème indiquent que des grandeurs s'ajoutent.
Noémie pèse 2,9 kg à la naissance. Son frère Bertrand pesait 0,2 kg de plus. Le poids de Bertrand à la naissance était : 2,9 + 0,2 = 3,1 kg.

2 Soustraction

Les mots « différence », « reste », « enlever », « de moins que » dans l'énoncé d'un problème indiquent que des grandeurs se soustraient.

- **Exemple**

Mathilde, dont la taille est 71 cm, mesure 3 cm de plus que Louis. Donner la taille de Louis.
Si Mathilde mesure 3 cm de plus que Louis, Louis mesure 3 cm de moins que Mathilde. La taille de Louis est : 71 – 3 = 68 cm.

3 Multiplication

Il y a multiplication lorsqu'on prend plusieurs fois une même grandeur. Grandeur pour une unité · nombre de fois = total
Les expressions « le litre », « à l'heure »… indiquent des grandeurs pour une unité.
Le mot « double » signifie « deux fois plus » ; le mot « triple » signifie « trois fois plus ».

- **Exemple**

On a acheté 5 mètres de tissu à 11,90 € le mètre. Quel est le prix payé ?
L'expression « 11,90 € le mètre » signifie : « Un mètre coûte 11,90 €. »
Pour trouver le prix payé, on multiplie le prix d'un mètre par le nombre de mètres.
11,90 × 5 = 59,50. Le prix payé est 59,50 €.

4 Division

Il y a division lorsqu'on cherche combien de fois une grandeur est contenue dans une autre ou lorsqu'une grandeur est partagée en parties égales.
Total ÷ quantité = grandeur pour une unité
Total ÷ grandeur pour une unité = quantité
L'expression « deux fois moins que » se traduit par une division par 2.
L'expression « trois fois moins que » se traduit par une division par 3.

• **Exemple**

Lætitia a payé 15,80 € pour 4 kg de pommes. Calculer le prix d'1 kg de pommes.
1 kg de pommes coûte 4 fois moins cher que 4 kg de pommes.
15,80 ÷ 4 = 3,95. Un kg de pommes coûte 3,95 €.

Exercices

Exercice 53.1

Christine a préparé 600 g de compote. Elle la répartit dans des petits pots à raison de 40 g par pot.
Combien de pots remplit-elle ?

Exercice 53.2

On compare le nombre de dents de cinq enfants d'âges différents : Alexandre, Benoît, Elsa, Nadia et Victor. Alexandre a 9 dents.

a. Benoît a deux fois plus de dents qu'Alexandre. Combien Benoît a-t-il de dents ?

b. Elsa a deux dents de plus qu'Alexandre. Combien Elsa a-t-elle de dents ?

c. Alexandre a trois dents de moins que Nadia. Combien Nadia a-t-elle de dents ?

d. Le nombre de dents d'Alexandre est le triple de celui de Victor. Combien Victor a-t-il de dents ?

Exercice 53.3

Une minute est égale à 60 secondes.

a. Combien y a-t-il de secondes dans 15 minutes ?

b. À combien de minutes sont égales 3 000 secondes ?

Exercice 53.4

Une « brique » de soupe permet de servir 4 personnes.

a. Combien faut-il de briques pour servir 15 personnes ?

b. Combien peut-on servir (au maximum) de personnes avec 5 briques ?

Exercice 53.5

100 g de pain complet contiennent 8 g de protides, 1 g de lipides, 48 g de glucides.

1 g de protides apporte 4 Kcal ; 1 g de lipides apporte 9 Kcal et 1 g de glucides apporte 4 Kcal.
Calculer le nombre de Kilocalories apportées par 100 g de pain complet.

Exercice 53.6

Un suppositoire contient 71,1 mg de bismuth. La boîte contient 8 suppositoires.

Calculer la quantité totale de bismuth dans une boîte.

Calcul rapide

54 Fiche

Lorsque la calculatrice n'est pas autorisée à une épreuve d'examen, on gagne du temps en ne posant pas les opérations les plus simples.

1 Multiplications particulières

Pour multiplier un nombre par 10 ; 100 ; 1 000, on déplace la virgule respectivement de 1 rang, 2 rangs, 3 rangs vers la droite, en ajoutant des zéros à droite si nécessaire.
Le résultat est supérieur au nombre que l'on multiplie.

- **Exemple**

0,58 × 10 = 5,8 ; 58 × 10 = 580 ; 7,6 × 100 = 760 ; 8,47 × 1 000 = 8 470

Pour multiplier un nombre par 0,1 ; 0,01 ; 0,001, on déplace la virgule respectivement de 1 rang, 2 rangs, 3 rangs vers la gauche, en ajoutant des zéros à gauche si nécessaire.
Le résultat est inférieur au nombre que l'on multiplie.

- **Exemple**

5,8 × 0,1 = 0,58 ; 58 × 0,1 = 5,8 ; 763 × 0,01 = 7,63 ; 84,7 × 0,001 = 0,0847

2 Divisions particulières

Diviser un nombre par 10, c'est le multiplier par 0,1.
Diviser un nombre par 100, c'est le multiplier par 0,01.
Diviser un nombre par 1 000, c'est le multiplier par 0,001.
La règle est donc la même que celle de la multiplication par 0,1 ; 0,01 ; 0,001.

- **Exemple**

40 ÷ 10 = 4 ; 5,6 ÷ 10 = 0,56 ; 8,14 ÷ 100 = 0,0814 ; 5 327 ÷ 1 000 = 5,327

Diviser un nombre par 0,1, c'est le multiplier par 10.
Diviser un nombre par 0,01, c'est le multiplier par 100.
Diviser un nombre par 0,001, c'est le multiplier par 1 000.
La règle est donc la même que celle de la multiplication par 10 ; 100 ; 1 000.

- **Exemple**

46 ÷ 0,1 = 460 ; 0,23 ÷ 0,1 = 2,3 ; 82,9 ÷ 0,01 = 8 290 ; 9,451 ÷ 0,001 = 9 451

Ne pas poser d'opérations pour traiter les exercices suivants.

54

Fiche

Exercices

Exercice 54.1

Dix morceaux de sucre apportent 200 kilocalories. Calculer le nombre de kilocalories apportées par 1 morceau de sucre.

Exercice 54.2

Un kilogramme de riz coûte 5,60 €.

a. Calculer le prix de 10 kg de riz.

b. Calculer le prix de 11 kg de riz.

Exercice 54.3

Le résultat de la multiplication de deux nombres est 35. L'un des nombres est 10. Quel est l'autre nombre ?

Exercice 54.4

Le résultat de la multiplication de deux nombres est 19. L'un des nombres est 0,1. Quel est l'autre nombre ?

Exercice 54.5

Un soda contient 100 grammes de sucre par litre. Un adolescent boit 0,5 litre de soda par jour.

Calculer la quantité de sucre absorbée en 30 jours.

Exercice 54.6

Un train est composé de 10 voitures identiques. Le train compte 830 places assises. Quel est le nombre de places assises par voiture ?

Exercice 54.7

Un fermier ramasse 240 œufs dans son poulailler. Combien de boîtes de 6 œufs pourra-t-il remplir ?

Exercice 54.8

Chloé achète 10 sucettes à 0,30 € l'une et 12 bonbons à 0,10 € l'un. Elle paie avec un billet de 5 €. Combien lui rend-on ?

Exercice 54.9

Une pièce de deux euros a un diamètre de 25,75 mm.

a. On aligne côte à côte 1 000 pièces de deux euros. Quelle longueur obtient-on ?

b. On empile 1 000 pièces de deux euros. La hauteur de la pile est 220 cm.

Donner l'épaisseur d'une pièce de deux euros, en cm.

c. Cent pièces de deux euros ont une masse de 850 grammes. Quelle est la masse d'une pièce ?

Proportionnalité

Les grandeurs proportionnelles sont au cœur de notre vie quotidienne : calculs de prix, de vitesses, d'échelles, etc. Elles sont aussi une source presque intarissable d'exercices et problèmes.

1 Propriété caractéristique

Lorsque deux grandeurs sont proportionnelles, si l'une est multipliée (ou divisée) par 2, 3, 4..., l'autre est aussi multipliée (ou divisée) par 2, 3, 4...

- **Exemple**

Lorsqu'on prend de l'essence à une station-service, le prix payé est proportionnel au nombre de litres mis dans le réservoir.
10 litres d'essence coûtent 11,50 €. On veut connaître le prix de 30 litres.
30 est 3 fois plus grand que 10.
Donc on paiera 3 fois plus cher pour 30 litres que pour 10 litres.
$11{,}50 \times 3 = 34{,}50$
Le prix de 30 litres est 34,50 €.

2 Problème de proportionnalité

Examinons en détail une situation de proportionnalité.
125 g de yaourt nature contiennent 180 mg de calcium. On veut connaître la quantité de calcium contenue dans 100 g de yaourt.
La quantité de calcium est proportionnelle à la quantité de yaourt.
1 g de yaourt apporte 125 fois moins de calcium que 125 g de yaourt.
La quantité de calcium apportée par 1 g de yaourt est : $\frac{180}{125} = 1{,}44$ mg.
100 g de yaourt apportent 100 fois plus de calcium que 1 g de yaourt.
La quantité de calcium apportée par 100 g de yaourt est : $1{,}44 \times 100 = 144$ mg.

On peut rassembler les deux calculs précédents en une seule écriture appelée « règle de trois » : $\frac{180 \times 100}{125}$.

Un problème de proportionnalité peut se résoudre à l'aide d'une « règle de trois » : connaissant trois nombres, on en cherche un quatrième.
La difficulté est alors de mettre les nombres à la bonne place.

- **Exemple**

1,2 kg de haricots coûte 3 €. Calculer le prix de 1,8 kg.
On peut schématiser l'énoncé ainsi : 1,2 kg $\rightarrow$ 3 €
1,8 kg $\rightarrow$?
1,8 kg de haricots coûte $\frac{3 \times 1{,}8}{1{,}2} = 4{,}50$ €.

Fiche 55

Exercices

Exercice 55.1

Une machine automatique fabrique 105 objets en 35 minutes. Le réglage de la machine ne change pas.

a. Calculer le nombre d'objets fabriqués en 60 minutes.

b. Calculer la durée de fabrication de 42 objets.

Exercice 55.2

Un pot de peinture de 2 kg permet de couvrir une surface de 15 m^2. On suppose que la quantité de peinture est proportionnelle à la surface.

a. Quelle quantité de peinture, en kg, faut-il pour couvrir 36 m^2 ?

b. Quelle surface peut-on couvrir avec 3,6 kg de peinture ?

Exercice 55.3

Il faut 80 g de farine pour faire un gâteau pour 4 personnes.

a. Quelle quantité de farine faut-il mettre dans un gâteau pour 8 personnes ?

b. Quel est le nombre de convives si on met 120 g de farine dans le gâteau ?

Exercice 55.4

Trois livres coûtent 25,50 €. Quel est le prix de 5 livres identiques ?

Exercice 55.5

100 g de pain complet apportent 8 g de protides, 1 g de lipides et 48 g de glucides. Calculer le nombre de grammes de protides, de lipides et de glucides apportés par 180 g de pain complet.

Exercice 55.6

Pour entretenir une surface carrelée, on utilise un produit de nettoyage qu'on dilue dans de l'eau : on dilue 2 bouchons de 30 mL chacun dans 5 L d'eau.

a. Combien doit-on diluer de bouchons de produit dans 15 L d'eau ?

b. Quelle est la quantité d'eau nécessaire pour diluer 45 mL de produit ?

Fractions

Fractionner, d'après le dictionnaire, c'est diviser, partager. Les fractions permettent de partager des grandeurs : prix, longueurs...

1 Qu'est-ce qu'une fraction ?

Dans une fraction :

– le nombre au-dessous du trait indique en combien de parties égales on divise une quantité. C'est le dénominateur de la fraction ;

– le nombre au-dessus du trait indique combien on prend de ces parties. C'est le numérateur de la fraction.

- **Exemple**

Le rectangle ci-dessous est divisé en 15 carreaux rectangulaires de mêmes dimensions.

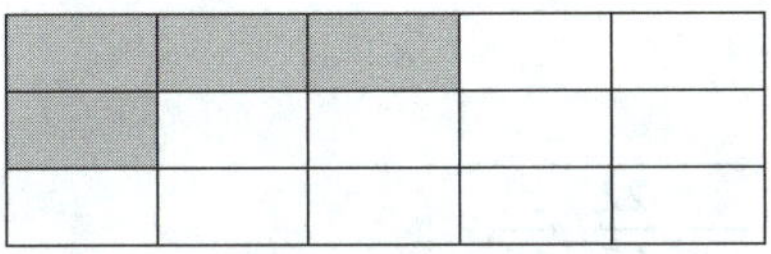

Chaque carreau représente un quinzième (on écrit $\frac{1}{15}$) de la figure. Les quatre carreaux orange représentent les quatre quinzièmes (on écrit $\frac{4}{15}$) de la figure.

4 est le numérateur de la fraction $\frac{4}{15}$; 15 est son dénominateur.

Remarques

1/2 se lit un demi ; 1/3 se lit un tiers ; 1/4 se lit un quart.
Le numérateur et le dénominateur d'une fraction sont des nombres entiers.

2 Fraction d'une quantité

Pour prendre $\frac{p}{q}$ la fraction d'une quantité A, on effectue le calcul :

$$A \times \frac{p}{q} = \frac{A \times p}{q}$$

- **Exemple**

Une tablette de chocolat pèse 180 grammes. Dominique en mange les $\frac{4}{15}$.
On veut connaître la masse de chocolat mangée par Dominique.

On cherche les $\frac{4}{15}$ de 180 grammes.

$$180 \times \frac{4}{15} = \frac{180 \times 4}{15} = \frac{720}{15} = 48$$

Dominique a mangé 48 grammes de chocolat.

3 Simplification d'une fraction

Pour simplifier une fraction, on divise le numérateur et le dénominateur de la fraction par le même nombre entier.

- **Exemple**

Simplifier la fraction $\frac{9}{12}$

On simplifie la fraction par 3 : on divise le numérateur 9 et le dénominateur 12 par 3.
$9 \div 3 = 3 ; 12 \div 3 = 4$
Donc $\frac{9}{12} = \frac{3}{4}$.

On ne peut pas simplifier la fraction $\frac{9}{12}$ par 2 car $9 \div 2 = 4{,}5$ qui n'est pas un nombre entier.

Exercices

Exercice 56.1

Simplifier les fractions suivantes : $\frac{10}{15}$; $\frac{7}{14}$; $\frac{22}{55}$; $\frac{12}{18}$.

Exercice 56.2

Une tablette de chocolat a 24 carrés. Béatrice en mange 6.
a. Quelle fraction de la tablette a-t-elle mangée ?
b. Simplifier la fraction obtenue.

Exercice 56.3

André doit faire une randonnée de 21 km. Il a déjà parcouru 14 km.
a. Quelle fraction de la distance a-t-il déjà fait ? Simplifier cette fraction.
b. Quelle fraction de la distance lui reste-t-il à parcourir ?

Exercice 56.4

Dans un groupe de 20 personnes, il y a 15 femmes.
a. Quelle est la proportion de femmes dans le groupe ?
b. Quelle est la proportion d'hommes ?

Exercice 56.5

Un biberon de 240 millilitres est plein aux $\frac{2}{5}$.
Quelle quantité de liquide contient-il ?

Exercice 56.6

Une heure est égale à 60 minutes.
Exprimer en minutes trois quarts d'heure, puis cinq sixièmes d'heure.

Pourcentages

Les pourcentages interviennent dans de nombreux domaines : vie quotidienne, comptabilité, sciences, économie, etc.

1 Taux de pourcentage

Un taux de pourcentage (ou pourcentage) est une fraction de dénominateur 100.

$p\,\% = \frac{p}{100}$

p peut être un nombre inférieur ou supérieur à 100.
Un pourcentage peut aussi s'écrire sous la forme d'un nombre décimal.

- **Exemple**

$34\,\% = \frac{34}{100} = 0{,}34\,;\ \frac{113}{100} = 113\,\% = 1{,}13.$

Lors d'une élection, le candidat Dupont obtient 34 % des voix. Cela signifie : si le nombre de suffrages exprimés était de 100, 34 bulletins porteraient le nom du candidat Dupont.
Pour calculer le taux de pourcentage d'une quantité *A* par rapport à une quantité *B*, on divise *A* par *B*. On obtient ainsi l'écriture décimale du pourcentage.
On multiplie le résultat par 100 pour donner le résultat sous la forme p %.

- **Exemple**

Pour une élection, 155 personnes sur les 250 inscrites sur les listes électorales sont allées voter. On veut connaître le taux de participation.

$\frac{155}{250} = 0{,}62\,;\ 0{,}62 \times 100 = 62$. Le taux de participation est 62 %.

2 Pourcentage d'une quantité

Pour prendre p % d'une quantité *A* (un prix, une longueur...), on multiplie le nombre *A* par p et on divise le résultat par 100.
Lors d'une élection, le candidat Durand a obtenu 22 % des 2 800 suffrages exprimés.
On veut connaître le nombre de voix obtenues par Durand.
On prend 22 % de 2 800.
Le candidat Durand a obtenu 616 voix.

3 Pourcentages particuliers

Calculer 50 % d'un nombre, c'est en prendre la moitié.
Calculer 25 % d'un nombre, c'est en prendre le quart.
Calculer 10 % d'un nombre, c'est en prendre le dixième.
1. Calculer 50 % de 420 €, c'est en prendre la moitié, donc diviser par 2.
420 ÷ 2 = 210. Donc 50 % de 420 € = 210 €.
2. Calculer 10 % de 72 mètres, c'est en prendre le dixième, donc diviser par 10.
72 ÷ 10 = 7,2. Donc 10 % de 72 mètres = 7,2 mètres.

Exercices

Exercice 57.1

Compléter :

a. Une salade composée contient 15 % de thon. Cela signifie : dans .... grammes de salade, on trouve .... grammes de thon.

b. Un commerçant accorde une remise de 30 % sur un article. Cela signifie : si l'article coûtait .... €, la remise serait de .... €.

Exercice 57.2

Dans un service hospitalier de 80 lits, 64 lits sont occupés.
Calculer le taux d'occupation des lits de ce service.

Exercice 57.3

Une crèche accueille 30 enfants. 12 d'entre eux ont moins d'un an.

a. Calculer le taux d'enfants de moins d'un an.

b. Calculer le taux d'enfants de plus d'un an.

Exercice 57.4

Hervé touche un salaire de 1 152 €. Il perçoit une augmentation de 17,28 €. Calculer le taux d'augmentation du salaire d'Hervé.

Exercice 57.5

Pendant ses vacances, Magali a pris 240 photos avec son appareil photo numérique. Après les avoir regardées, elle n'en conserve que 65 %.
Combien de photos conserve-t-elle ?

Exercice 57.6

Une veste coûte 76 €. Elle est soldée à 30 %.

a. Calculer le montant de la remise.

b. Calculer le prix soldé de la veste.

Exercice 57.7

Catherine paie un médicament 28 €.

a. La Sécurité sociale lui rembourse 18,20 €. Calculer le taux de remboursement de la Sécurité sociale.

b. Calculer la somme non remboursée.

c. La mutuelle rembourse à Catherine 80 % de cette somme. Calculer le montant du remboursement de la mutuelle.

Unités de longueur, masse, capacité

L'unité de base des unités de longueur est le mètre (abréviation : m). Celle des unités de masse est le gramme (abréviation : g). Celle des unités de capacité est le litre (abréviation : L).

1 Unités de longueur

Pour exprimer des unités de longueur, on peut utiliser des multiples et des sous-multiples du mètre.

Nom	Abréviation	Correspondance
kilomètre	km	1 km = 1 000 m
hectomètre	hm	1 hm = 100 m
décamètre	dam	1 dam = 10 m
mètre	m	
décimètre	dm	1 dm = 0,1 m
centimètre	cm	1 cm = 0,01 m
millimètre	mm	1 mm = 0,001 m

Une unité de longueur est égale à 10 fois l'unité immédiatement inférieure. Pour passer d'une unité à l'autre, on peut utiliser un tableau de conversion dans lequel on met un chiffre par unité.

- **Exemple**

km	hm	dam	m	dm	cm	mm
		0,	2	5	0	
1,	8	5	3			

2,5 m = 250 cm = 0,25 dam
1 853 m = 1,853 km

2 Unités de masse

Pour exprimer des unités de masse, on peut utiliser des multiples et des sous-multiples du gramme. Les préfixes utilisés sont les mêmes que pour les longueurs. Une unité de masse est égale à 10 fois l'unité immédiatement inférieure. Pour passer d'une unité à l'autre, on peut utiliser un tableau de conversion dans lequel on met un chiffre par unité.

- **Exemple**

t	q		kg	hg	dag	g	dg	cg	mg
			0	0	8	0	0		
						0	4	5	0
0,	8	3	1						

0,08 kg = 80 g = 800 dg
45 cg = 0,45 g = 450 mg
831 kg = 8,31 q = 0,831 t
1 t se lit 1 tonne. 1 q se lit 1 quintal. 1 q = 100 kg ; 1 t = 10 q = 1 000 kg

3 Unités de capacité

Pour exprimer des unités de capacité, on peut utiliser des multiples et des sous-multiples du litre. Les préfixes utilisés sont les mêmes que pour les longueurs. Une unité de capacité est égale à 10 fois l'unité immédiatement inférieure. Pour passer d'une unité à l'autre, on peut utiliser un tableau de conversion dans lequel on met un chiffre par unité.

- **Exemple**

hL	daL	L	dL	cL	mL
			3,	2	5
0	7	0			

325 mL = 3,25 dL
0,7 hL = 70 L

Exercices

Exercice 58.1

Convertir en cm :
12 m ; 0,4 dm ; 0,05 km ; 38 mm

Exercice 58.2

Convertir en g :
54 cg ; 1,5 hg ; 183 mg ; 250 dag

Exercice 58.3

Convertir en litres :
8,6 hL ; 3,4 dL ; 479 mL ; 0,56 daL

Exercice 58.4

a. Convertir 4,8 km en m, puis en cm.
b. Convertir 0,8 m en dam, puis en cm.
c. Convertir 706 dm en m, puis en mm.

Exercice 58.5

a. Convertir 58 g en dg, puis en dag.
b. Convertir 14,3 dg en g, puis en mg.
c. Convertir 880 cg en g, puis en hg.

Exercice 58.6

a. Convertir 230,8 L en mL, puis en hL.
b. Convertir 9 hL en L, puis en cL.
c. Convertir 0,056 daL en L, puis en mL.

Exercice 58.7

a. Convertir 18,2 q en t, puis en kg.
b. Convertir 85 kg en q, puis en t.
c. Convertir 0,073 t en q, puis en kg.

Exercice 58.8

Remplacer les points de suspension par les bonnes unités.
29 m = 0,29 .... ; 56 cL = 5,6 ....
0,72 kg = 720 .... ; 4,5 dL = 450 ....
725 dm = 0,725 .... ; 4,5 q = 4 500 ....
0,081 hL = 8,1 .... ; 42,1 cm = 0,421 ....

Exercice 58.9

Un Français produit en moyenne 400 kg de déchets ménagers par an. En considérant qu'il y a 63 millions de Français, calculer la quantité de déchets produits en France chaque année. Donner le résultat en tonnes.

Exercice 58.10

a. Quand elle marche, Gaëlle fait des pas de 60 cm. Exprimer cette longueur en mètre.
b. Calculer la distance parcourue en 1 000 pas.
c. Pour se rendre à son travail, Gaëlle doit parcourir 1,2 km.
– Donner cette longueur en mètres.
– Calculer le nombre de pas effectués par Gaëlle pour se rendre à son travail à pied.

Exercice 58.11

Un fût contient 12 hL de vin.
Combien de bouteilles de 75 cL peut-on remplir ?

Fiche 59

Unités d'aire – Unités de volume

L'unité de base des unités d'aire est le mètre carré (abréviation : m^2). Celle des unités de volume est le mètre cube (abréviation : m^3).

1 Unités d'aire

On appelle aire la mesure d'une surface.
Pour exprimer des aires, on peut utiliser des multiples et des sous-multiples du mètre carré.
Une unité d'aire est égale à 100 fois l'unité immédiatement inférieure. Pour passer d'une unité à l'autre, on peut utiliser un tableau de conversion dans lequel on met deux chiffres par unité.

- **Exemple**

km^2		hm^2		dam^2		m^2		dm^2		cm^2		mm^2	
		ha		a		ca							
									1	9	6	0	0
					4	8	3	2	0				

196 cm^2 = 19 600 mm^2 = 1,96 dm^2
483,2 m^2 = 4,832 dam^2 = 48 320 dm^2
Pour exprimer l'aire de terrains, on utilise parfois les **unités agraires**.

Nom	Symbole	Correspondance
hectare	ha	1 ha = 1 hm^2 = 10 000 m^2
are	a	1a = 1 dam^2 = 100 m^2
centiare	ca	1 ca = 1 m^2

- **Exemple**

3 ha = 300 a ; 12 a = 1 200 ca
61,3 ha = 613 000 m^2 ; 650 m^2 = 650 ca = 6,5 a.

2 Unités de volume

Pour exprimer des volumes, on peut utiliser des multiples et des sous-multiples du mètre cube.
Une unité de volume est égale à 1 000 fois l'unité immédiatement inférieure. Pour passer d'une unité à l'autre, on peut utiliser un tableau de conversion dans lequel on met trois chiffres par unité.

- **Exemple**

km^3			hm^3			dam^3			m^3			dm^3			cm^3			mm^3		
											0	4	5	0						
														0,	0	1	2	8		

0,45 m^3 = 450 dm^3 ; 12,8 cm^3 = 0,0128 dm^3

Les unités de capacité sont des unités de volume particulières. On a la correspondance

m^3			dm^3			cm^3			mm^3		
			hL	daL	L	dL	cL	mL			
					1	7	0				
								3			

- **Exemple**

1,7 dm^3 = 1,7 L = 170 cL ; 3 mL = 3 cm^3.

Exercices

Exercice 59.1

Convertir en cm^2 :

52 dm^2 ; 0,0123 m^2 ; 14,8 mm^2 ; 725 m^2.

Exercice 59.2

Convertir en m^2 :

45 dm^2 ; 90 dam^2 ; 0,475 hm^2 ; 4 703 cm^2.

Exercice 59.3

Convertir en dm^3 :

2,5 m^3 ; 48 cm^3 ; 58 000 mm^3 ; 0,41 dam^3.

Exercice 59.4

Convertir en ares :

56,2 ha ; 750 ca ; 858 m^2 ; 2,66 hm^2.

Exercice 59.5

Convertir en litres :

89 dm^3 ; 450 cm^3 ; 87 mm^3.

Fiche 59

Exercice 59.6

a. Convertir 3,5 m^2 en dm^2, puis en cm^2.
b. Convertir 1 700 a en ha, puis en m^2.
c. Convertir 706 dm^3 en m^3, puis en cm^3.

Exercice 59.7

Convertir en m^2, puis en ha :
7,2 hm^2 ; 45 ca ; 96,5 a ; 46 000 ca ; 38 dam^2.

Exercice 59.8

Remplacer les points de suspension par les bonnes unités.
14 m^2 = 1 400 .... ; 0,15 cm^2 = 0,0015 ....
63 ca = 6 300 .... ; 2,7 hm^2 = 27 000 ....
3 082 dm^2 = 0,3082 .... ; 7 930 mm^2 = 0,793 ....

Exercice 59.9

Dans une plaque de tôle de 1 m^2, on découpe 40 morceaux de 75 cm^2 chacun et 10 morceaux de 2,7 dm^2 chacun.
Quelle quantité de tôle, en m^2, reste-t-il ?

Exercice 59.10

Un flacon contient 250 cm^3 de produit liquide. On prélève 6 fois 3 cl de produit.
Quelle quantité de liquide, en cm^3, reste-t-il dans le flacon ?

Exercice 59.11

Pour fabriquer son cocktail maison, Alain mélange 1,5 dL de rhum, 120 cm^3 de lait de coco, 5 cL de jus de citron et 0,18 dm^3 de jus de fruit exotique.
Quelle quantité de cocktail, en litre, obtient-il ?

Exercice 59.12

On doit transporter 1,5 m^3 de sable à l'aide d'une brouette de 60 dm^3.
Combien de voyages faudra-t-il faire ?

Unités de durée

Fiche 60

Les unités de durée mesurent le temps que dure un événement : « Il m'a fallu cinq minutes pour comprendre cette question. »

1 Unités de durée

Les unités de durée les plus utilisées sont : l'année, le mois, la semaine, le jour, l'heure, la minute, la seconde.

Nom	Symbole	Correspondance
seconde	s	
minute	min	1 min = 60 s
heure	h	1 h = 60 min = 3 600 s
jour	j	1 j = 24 h

- **Exemple**

5 h = (60 · 5) min = 300 min ; 130 min = 2 h 10 min
13 min 10 s = (60 · 13) s + 10 s = 780 s + 10 s = 790 s

2 Opérations avec les unités de durée

On ne peut ajouter que des durées exprimées dans la même unité : des heures avec des heures, des secondes avec des secondes…

- **Exemple**

1 h 13 min + 3 h 29 min = 4 h 42 min
3 min 35 s + 1 min 55 s = 4 min 90 s = 4 min + 1 min 30 s = 5 min 30 s

On ne peut soustraire à une durée qu'une durée exprimée dans la même unité.

- **Exemple**

2 min 24 s – 1 min 15 s = 1 min 9 s
7 h 18 min – 4 h 35 min = 6 h 78 min – 4 h 35 min = 2 h 43 min

Lorsqu'on multiplie une durée par un nombre, on obtient une durée exprimée dans la même unité.

- **Exemple**

1 h 8 min · 5 = 5 h 40 min
2 h 25 min · 3 = 6 h 75 min = 7 h 15 min

Lorsqu'on divise une durée par un nombre, on obtient une durée exprimée dans la même unité.

- **Exemple**

6 h 18 min 48 s ÷ 3 = 2 h 6 min 16 s
4 h 12 min ÷ 3 = 3 h 72 min ÷ 3 = 1 h 24 min

60

Fiche

3 Écriture décimale

Les durées peuvent aussi s'exprimer en utilisant des nombres décimaux.
La partie entière d'une heure décimale est le nombre d'heures.

- **Exemple**

Dans l'écriture décimale 5,7 h, le nombre d'heures est 5. Attention, le 1er chiffre après la virgule ne représente pas des minutes, mais des dixièmes d'heure.
Pour obtenir la partie décimale de l'écriture décimale d'une durée, on divise le nombre de minutes par 60.
Inversement, pour obtenir le nombre de minutes, on multiplie la partie décimale par 60.

3 h 45 min = 3 h + h = 3 h + 0,75 h = 3,75 h.

3,45 h = 3 h + 0,45 h = 3 h + (60 · 0,45) min = 3 h 27 min

Exercices

Exercice 60.1

a. Écrire 12 min 20 s en secondes.

b. Écrire 3 h 16 min en minutes.

c. Écrire 4 h 8 min 33 s en secondes.

Exercice 60.2

a. Écrire 320 min en h et min.

b. Écrire 416 s en min et s.

Exercice 60.3

a. Donner le nombre de minutes dans 24 heures.

b. Donner le nombre de secondes dans une demi-heure.

Exercice 60.4

a. Combien y a-t-il de demi-heures dans une heure ? Dans 3 heures ?

b. Combien y a-t-il de quarts d'heure dans une heure ? Dans 5 heures ?

Exercice 60.5

a. Calculer 8 h 15 min + 6 h 36 min.

b. Calculer 5 min 48 s – 1 min 19 s.

Exercice 60.6

a. Calculer 7 h 15 min × 4.

b. Calculer 8 h 36 min ÷ 4.

Exercice 60.7

Un coureur automobile a fait 8 fois le tour d'un circuit de vitesse en mettant en moyenne 2 min 53 s par tour. Quelle a été la durée totale de cet essai ?

Partie 4

L'ÉPREUVE ORALE D'ADMISSION

Fiche 61

En quoi consiste l'épreuve orale d'entretien ?

Tous les candidats à l'entrée en formation d'aide-soignant passent un entretien de 20 minutes maximum, précédé de 10 minutes de préparation : les candidats admissibles à l'issue de l'épreuve écrite comme ceux qui sont dispensés de l'épreuve écrite.
L'entretien d'admission se déroule en deux étapes :
- **présentation d'un exposé à partir d'un thème sanitaire et/ou social, et réponse à des questions du jury (partie notée sur 15 points). Le sujet porte sur un thème sanitaire et/ou social, comme à l'écrit (voir la partie 2 Culture générale) ;**
- **discussion avec le jury sur la connaissance et l'intérêt du candidat pour la profession (notée sur 5 points).**

Une note inférieure à 10 sur 20 à cette épreuve est éliminatoire.

1 Le jury

L'épreuve orale d'admission, notée sur 20 points, est évaluée par :
– un directeur d'un institut de formation ou un professionnel, enseignant permanent dans un institut de formation ;
– un infirmier cadre de santé accueillant des élèves aides-soignants en stage.

2 Les aptitudes jugées

À la fin de chaque entretien, les membres du jury évaluent le candidat à l'aide d'une grille regroupant des critères de compétences et de « savoir-être ».
Quatre aptitudes sont particulièrement évaluées :
– la communication (expression verbale et non verbale) ;
– l'aisance relationnelle (politesse, respect des usages et de l'autre, ouverture d'esprit, gestion du stress) ;
– les aptitudes intellectuelles (compréhension du sujet, présentation du sujet et annonce du plan, argumentation, production de connaissances, capacité de réflexion) ;
– les motivations (connaissance de la profession, projets, réalisme/projections dans l'avenir, moyens mis en œuvre, force de conviction).
Se préparer à toutes les phases de cet entretien est incontournable !

Apprendre à se présenter

Une fois le candidat installé, les membres du jury se présentent. Ensuite, soit le jury invite le candidat à se présenter et à démarrer l'entretien par l'exposé de culture générale, soit il lui demande d'indiquer le plan choisi pour l'exposé puis de se présenter. Préparez 4 fiches pour cet entretien : une sur votre identité, une sur votre parcours scolaire, une sur votre expérience professionnelle et une sur vos autres occupations (loisirs par exemple).

1 Identité et parcours scolaire

■ Nom, prénom (si vous ne les avez pas déjà donnés), âge, situation familiale, nombre d'enfants.

■ Cheminement, orientation :

– **un parcours scolaire sans ambiguïté** – BEP Carrières sanitaires et sociales (CSS) suivi ou non d'un baccalauréat technologique Sciences et techniques sanitaires et sociales (STSS) – représente un atout pour le candidat

– **un parcours atypique** peut être synonyme d'enrichissement, de maturité, et la preuve d'une motivation certaine.

2 Expériences

■ **Si votre expérience professionnelle est importante** : citez le (ou les) métier(s), lieux d'exercice et durées des missions que vous avez effectuées.

■ **Si les différents métiers exercés ne relèvent pas du domaine paramédical** : indiquez les compétences et le « savoir-être » développés qui peuvent être transférés au métier d'auxiliaire de puériculture (organisation, travail en équipe, écoute, etc.).

■ **Si votre expérience professionnelle est « inexistante » ou pauvre**, pensez à vos stages en cours de scolarité (classe de 3e, BEP Carrières sanitaires et sociales), à vos jobs d'été (colonies de vacances, pompier volontaire) et en cours de scolarité (baby-sitting, soutien scolaire, etc.) mais aussi à des activités de bénévolat.

■ Si vous ne possédez **aucune expérience du milieu paramédical** :

– écrivez à des hôpitaux ou des cliniques pour poser votre candidature à un stage d'observation ;

– rencontrez des professionnels afin d'avoir une vision des conditions de travail, des qualités nécessaires…

Mettez toujours en avant :

– les activités de groupe : attestation de formation aux premiers secours (AFPS), activités sportives, artistiques ;

– les caractéristiques de votre vie qui présentent un intérêt pour le métier d'aide-soignant.

Fiche 63

Construire et communiquer sa motivation professionnelle

Avant ou après l'exposé de culture générale, vous serez amené(e) à présenter au jury vos connaissances du métier et votre intérêt pour celui-ci.

1 Construire sa motivation

➔ Essayez de vous remémorer les événements, les personnes et autres éléments qui vous ont orienté vers cette profession.
➔ Pour vous aider, posez-vous les questions suivantes :
– À quel moment me suis-je intéressé(e) au métier d'aide-soignant ?

• **Exemple**

« Ma mère étant auxiliaire de vie, j'ai depuis très longtemps souhaité travailler auprès des personnes âgées... »

– Quelle est la personne qui a éveillé mon intérêt pour ce métier ?
– À quel moment mon parcours scolaire ou professionnel s'est-il orienté vers le domaine paramédical ?

• **Exemple**

« Au cours de mon BEP CSS, j'ai eu la chance d'effectuer un de mes stages dans une maison de retraite. J'ai beaucoup apprécié ce public du troisième âge qui m'a apporté beaucoup de joie... »

– Quels événements ont conforté mon choix au cours de ces dernières années ?

• **Exemple**

« Mon frère a été hospitalisé pendant quinze jours et je lui ai rendu visite quotidiennement. Le dévouement, la gentillesse des aides-soignantes, mais aussi leur réactivité face à des situations d'urgence ont conforté mon choix de cette profession... »

– Quelle démarche ai-je entreprise pour construire mon projet ? Renseignements sur le programme de l'école, le coût...

2 Communiquer sa motivation

En répondant à ces différentes questions, vous venez d'identifier vos motivations.

■ Entraînez-vous à les présenter pour que votre discours devienne limpide, faites attention à ce qu'il ne se transforme pas en une récitation, relisez régulièrement vos notes pour vous en imprégner.

■ Votre discours sera convaincant si vous êtes convaincu vous-même !

S'approprier le sujet

Fiche 64

Les examinateurs peuvent indirectement évaluer votre degré de motivation par la manière dont vous vous êtes approprié(e) le sujet. Vous devez donc vous pénétrer de l'intérêt ou de l'importance du problème soulevé.

1 Recopier le sujet

➜ Lisez plusieurs fois le sujet pour vous en imprégner.

➜ Recopiez votre sujet sur une feuille de brouillon sans le modifier et sans ajouter aucun mot. Vous devez laisser intact le sujet original. Au cours de votre réflexion, vous pourrez ainsi vous y reporter et mieux contrôler que vous traitez bien la question ou le problème proposé.

➜ Faites attention à l'orthographe et à la ponctuation (un changement de ponctuation peut modifier ou altérer le sens d'une phrase).

- **Exemple**

Sujet : Quelle est, dans notre société, la place des femmes qui travaillent ?
La question porte uniquement sur les femmes qui travaillent.
Sujet : Quelle est, dans notre société, la place des femmes, qui sont de plus en plus nombreuses à travailler ?
La question porte sur l'ensemble des femmes, dont on nous rappelle qu'une partie de plus en plus importante travaille.

2 Comment se présente un sujet ? Y a-t-il une consigne ?

■ Le sujet peut se présenter sous différentes formes :
– un thème (« La pilule du lendemain ») ;
– un constat, qui décrit un fait (« L'apparence physique prend énormément de place dans notre société ») ;
– un jugement, qui exprime ce que l'on pense sur un sujet (« La santé n'est pas seulement l'affaire des médecins »).

■ Qu'il s'agisse d'un thème, d'un constat ou d'un jugement, le sujet peut être précédé ou suivi d'une consigne (l'instruction à laquelle vous devez vous conformer pour répondre). Celle-ci peut être formulée de manière très variée : « Que pensez-vous de... ? », « Dans quelle mesure... ? », « Donnez un exemple de... », etc.

- **Exemple**

Sujet : Que pensez-vous du dépistage systématique de présence de cannabis dans le sang en cas d'accident grave ?
Ce sujet se présente sous la forme d'un thème : « le dépistage systématique de présence de cannabis dans le sang en cas d'accident grave », précédé d'une consigne : « Que pensez-vous ? ».

Quand le sujet ne comporte pas de consigne, c'est à vous de savoir le délimiter et de formuler la question.

Identifier les mots clés du sujet

Il est essentiel de délimiter avec précision la question ou le problème posé afin d'éviter le hors-sujet. Comment ? En identifiant les mots ou les expressions clés.

1 Repérer les mots clés

Les mots clés sont les termes les plus importants, qui permettent de comprendre l'idée ou le point de vue essentiel exposé dans le sujet.

➜ Repérez les mots clés et entourez-les.

- **Exemple**

Sujet : La santé de l'homme n'est pas seulement l'affaire des médecins.
Les mots clés sont les noms « santé » et « médecins ».

➜ Comment les mots clés sont-ils agencés ? Prenez en compte les termes qui peuvent modifier, élargir ou restreindre le sens des mots clés, ou introduire des liens logiques entre eux. Soulignez ces mots ou expressions.

- **Exemple**

Sujet : La santé de l'homme n'est pas seulement l'affaire des médecins.
La négation « n'... pas » et la restriction « seulement » changent la portée du mot « médecin » : « n'... pas seulement » établit que la santé n'est pas exclusivement du ressort du médecin.

2 Réfléchir au sens des mots clés et dégager leurs implications

Pour un certain nombre de termes appartenant au vocabulaire sanitaire, il est conseillé de choisir la définition donnée par l'Organisation mondiale de la santé (OMS). De même, pour les termes appartenant au vocabulaire social, adoptez les définitions des dictionnaires ou des sociologues.

- **Exemple**

Sujet : La santé de l'homme n'est pas seulement l'affaire des médecins.
Santé : état complet de bien-être physique, mental et social et qui ne consiste pas seulement dans une absence de maladie ou d'infirmité (définition de l'OMS).
Médecin : personne habilitée à exercer la médecine après obtention d'un diplôme sanctionnant une période déterminée d'études (définition de l'OMS).

Pour les autres termes, retenez la définition proposée par le dictionnaire.

➜ Faites émerger les implications contenues dans chaque mot clé pour améliorer ainsi votre compréhension du sujet.

- **Exemple**

Sujet : La santé de l'homme n'est pas seulement l'affaire des médecins.
La santé est un état de bien-être qui relève des trois aspects : physique, moral et social. La négation « n'...pas » de la restriction « seulement » implique que la santé dépend de facteurs autres que la présence ou l'intervention de médecins, ou, au sens plus large, de professionnels de la santé.

Mobiliser ses connaissances

Vous avez compris le sujet. Maintenant le travail consiste à trouver quoi dire. Pour cela, plusieurs types de questionnement sont possibles.

1 Interroger le sujet à l'aide de questions

➔ Pour « faire parler » le sujet, soumettez-le à une série de questions : Qui ? Quoi ? Comment ? Pourquoi ? Où ? Quand ? Pour quoi ? Combien ?

- **Exemple**

Sujet : La pilule du lendemain.
– Qui ? Toutes les femmes en état de procréer, et particulièrement les adolescentes.
– Quoi ? Un contraceptif d'urgence...
– Comment ? ...qui doit être utilisé à bon escient (sa facilité d'accès peut être à l'origine d'une absence de suivi gynécologique ou d'une déresponsabilisation des adolescentes)
– Pourquoi ? En cas d'oubli de la pilule, de préservatif déchiré, de viol, d'inceste.
– Où ? Pilule délivrée en pharmacie, sans ordonnance, disponible dans les collèges et les lycées auprès de l'infirmière scolaire.
– Quand ? La prise rapide, dans les trois jours suivant le rapport.
– Pourquoi ? Pour éviter une grossesse non désirée ; pour prévenir une IVG...
– Combien ? Chaque année, 10 000 grossesses d'adolescentes dont 6 700 se terminent par un avortement (conséquences psychologiques importantes).

2 Interroger le sujet en le manipulant

Vous pouvez également soumettre votre sujet à une série de manipulations :

- **Exemple**

Sujet : Les comportements alimentaires des adolescents sont-ils inquiétants ?
<u>Inversez le problème</u> : les comportements alimentaires des adolescents sont-ils rassurants ?
<u>Transformez le problème</u> par une manipulation syntaxique : les comportements alimentaires des adolescents sont rassurants : en quoi ? Les comportements alimentaires des adolescents sont inquiétants : en quoi ?
<u>Élargissez le problème</u> : les comportements alimentaires s'inscrivent dans un comportement social plus général, caractérisé chez l'adolescent par le souci de se conformer à une certaine image que lui propose la société, ou au contraire de prendre agressivement ses distances avec le modèle qu'elle lui impose. Dans tous les cas, se manifeste une vulnérabilité propre à l'adolescence.
<u>Réduisez le problème</u> : sur le plan alimentaire, on remarque chez les adolescents deux attitudes possibles et extrêmes, l'anorexie et la boulimie. Une troisième attitude est celle qui consiste à adopter une alimentation équilibrée.

Fiche 67

Construire un plan

Vous avez compris le sujet, rassemblé vos idées pour le traiter, il faut maintenant construire un plan. Il n'existe pas de plan type, mais connaître quelques possibilités de plan permet de gagner du temps.

1 Élaborer le plan au brouillon

- Utilisez une feuille de brouillon pour chaque grande partie de votre développement.
- Numérotez soigneusement vos feuilles et les différentes parties de votre plan.
- Pour chaque grande partie, trouvez au moins deux sous-parties et illustrez-les par un exemple (faits, données chiffrées, etc.).
- Ne rédigez rien, vous n'avez pas le temps.
- Classez les idées de chaque sous-partie : du plus évident au moins évident ; du moins important au plus important.

2 Choisir le plan thématique

→ Pour des sujets qui exigent d'analyser un phénomène, une situation en deux ou trois de ses principales composantes.

Dans ce type de plan, vous pouvez aborder une même notion sous différents angles : une perspective psychologique, sociologique, économique, historique, médicale, etc. ; on peut aussi analyser un phénomène en fonction de ses différents niveaux de conséquences, par exemple : niveau local, national, mondial ; on peut encore analyser un problème selon les différents acteurs concernés ; enfin, il est possible de considérer les différents sens inclus dans une notion.

• **Exemple**

Sujet : Les conséquences du chômage sur l'être humain.

Le plan thématique permet d'aborder les différentes sortes de conséquences qu'entraîne le chômage sur l'individu.

3 Choisir le plan chronologique

→ Pour des sujets qui abordent un domaine qui a connu une évolution.

• **Exemple**

Sujet : La place des femmes dans la société.

Trois grandes parties pour ce plan :
– situation passée ;
– situation actuelle ;
– situation à venir.

• Pour la partie 1 (analyse du passé), il suffit de remonter au milieu du XXe siècle. Choisissez des dates significatives qui permettent de comprendre les principales étapes de la situation passée.

• Dans la dernière partie, présentez les principales mesures à prendre pour améliorer la situation (par les pouvoirs publics ou sur le plan individuel).

S'il n'existe aucune amélioration envisageable, décrivez les bouleversements sociaux, médicaux ou économiques qu'engendrera la situation actuelle.

Ne transformez pas votre exposé en discours politique.

4 Choisir le plan analytique

➜ Pour les sujets qui vous invitent à analyser les causes ou les conséquences d'un phénomène ou d'une situation.

- **Exemple**

Sujet : Les comportements alimentaires des adolescents sont inquiétants. Pourquoi ?

– Commencez par décrire le problème, faites un constat de la situation.
– Recherchez ensuite les causes du problème ou les explications de la situation.
– Dans une dernière partie, envisagez les conséquences ou les solutions.

5 Choisir le plan d'opposition

➜ Choisissez ce plan lorsqu'il s'agit de confronter deux points de vue opposés sur une même question.
Cette opposition peut aboutir, ou non, à une troisième partie qui pose le débat en termes différents, ce qui permet de dépasser la contradiction. Ce plan convient particulièrement à des sujets délicats qui suscitent la polémique (exemple : sujets sur la bioéthique, l'euthanasie, etc.).
Avec ce plan bien maîtrisé, vous montrez que vous êtes conscient de la complexité du problème sans porter un jugement moral sommaire et peu fondé. Le jury appréciera.

Fiche 68

Introduire et conclure son exposé

Les premières paroles que vous prononcez sont importantes mais souvenez-vous que vos examinateurs décident de votre note surtout au moment où vous concluez. Il est donc encore plus important de réussir votre conclusion. Le temps de préparation étant court, gardez-vous le temps de rédiger une formule qui vous guidera lorsque vous devrez conclure.

1 L'introduction

A| Rédiger l'introduction

Écrivez votre introduction au brouillon, pour deux raisons :
– l'introduction doit être impeccable, et la mettre par écrit est un moyen d'y parvenir ;
– avoir sous les yeux votre introduction rédigée vous rassure et vous permet de combattre le trac qui vous saisit lors des premières secondes d'une prestation orale.

B| Amener le sujet

Votre introduction doit capter l'attention de votre auditeur.

- Ne recourez jamais à des formules éculées comme « De tous temps... » ou « Depuis que l'homme... », car vous provoqueriez l'agacement ou l'ennui du jury.
- Amorcez votre exposé en replaçant votre sujet dans un ensemble plus vaste (par exemple dans une perspective historique ou à l'intérieur d'un grand problème économique, social, ou sanitaire).
- Pour trouver des amorces adaptées à vos sujets, lisez livres et journaux, regardez autour de vous, cultivez-vous.
- Soyez curieux lors de votre préparation et vous aurez des matériaux pour élaborer vos amorces.

• **Exemple**

Sujet : La santé de l'homme n'est pas seulement l'affaire des médecins.
L'organisation de nos sociétés repose sur la division des tâches. Celles-ci sont réparties selon les compétences, selon les spécialités des uns et des autres. Certains fabriquent, certains vendent, d'autres enseignent, d'autres soignent. Dans le cas de la santé, qu'en est-il précisément ?

C| Poser le sujet

- Énoncez le sujet comme si votre auditeur ne le connaissait pas et comme si le problème soulevé vous venait naturellement à l'esprit.

• **Exemple**

Sujet : La santé de l'homme n'est pas seulement l'affaire des médecins.
De qui est-elle l'affaire ?

- Reprenez simplement le sujet tel qu'on vous l'a proposé. Si les termes utilisés sont susceptibles de poser problème, expliquez le sujet en analysant les mots clés et éventuellement les liens qui les unissent.

- **Exemple**

Sujet : La santé de l'homme n'est pas seulement l'affaire des médecins.
Que penser de l'affirmation selon laquelle la santé de l'homme n'est pas seulement l'affaire des médecins ?

■ Donnez la définition exacte des mots clés quand ceux-ci appartiennent au domaine sanitaire et social qui est le vôtre.

- **Exemple**

Sujet : La santé de l'homme n'est pas seulement l'affaire des médecins.
La santé définie par l'Organisation mondiale de la santé (OMS) comme un « état complet de bien-être physique, mental et social qui ne consiste pas seulement dans une absence de maladie ou d'infirmité » ne serait pas du seul ressort des médecins, c'est-à-dire de professionnels de la santé ?

D| Annoncer le plan

■ Annoncez clairement les grandes parties de votre exposé.
■ Ne donnez pas, dès l'introduction, la réponse à la question qui vous a été posée. Ménagez un peu de suspense.
■ Marquez de façon très nette les différentes parties de votre exposé. Ce qui serait perçu comme lourd à l'écrit sera interprété, à l'oral, comme l'indice d'une volonté d'être clair.

- **Exemple**

Sujet : La santé de l'homme n'est pas seulement l'affaire des médecins.
Nous montrerons que si la santé de l'homme est l'affaire des médecins, elle ne saurait l'être exclusivement ; nous verrons de quelles manières l'individu et les pouvoirs publics peuvent jouer un rôle majeur dans ce domaine.

2 La conclusion

A| Récapituler

■ Dressez un bilan rapide de ce que vous avez dit précédemment. Ne refaites pas votre exposé, et n'ajoutez pas des idées ou des exemples nouveaux.
■ Apportez une réponse claire à la question ou au problème soulevé en introduction.
■ Nuancez votre réponse. Vous n'apportez pas la seule et unique réponse au problème soulevé.

- **Exemple**

Sujet : La santé de l'homme n'est pas seulement l'affaire des médecins.
La santé de l'homme est autant l'affaire des individus et des pouvoirs publics que des médecins.

68

Fiche

B| Ouvrir des perspectives (si possible)

■ Replacez le problème dans une nouvelle perspective (chronologique, thématique, ou consistant en une nouvelle problématique).

• **Exemple**

Sujet : La santé de l'homme n'est pas seulement l'affaire des médecins.
Il semble qu'en France cette prise de conscience ait eu lieu. Toutes les études montrent que les Français sont de plus en plus attentifs à leur santé. Les pouvoirs publics, quant à eux, loin de relâcher leurs efforts, doivent les intensifier.

Partie 5

LES CORRIGÉS

Corrigés QCM 7

1. A – L'assurance-maladie est un dispositif chargé d'assurer un individu face à des risques financiers de soins en cas de maladie, ainsi qu'un revenu minimal lorsque l'affection prive la personne de travail.
2. C – La Sécurité sociale est destinée à assister financièrement ses bénéficiaires qui rencontrent différents événements coûteux de la vie : la maladie, les traitements médicaux, la maternité, les charges de la famille (enfants, logement, etc.), les accidents du travail et la vieillesse (retraite).
3. C – Fondée en 1948, l'OMS a pour but d'amener tous les peuples au niveau de santé le plus élevé possible.
4. B – L'aide sociale à l'enfance (ASE) s'inscrit dans le dispositif général de l'aide sociale destinée aux personnes qui ne peuvent faire face à leurs besoins à cause de leur handicap, de leur âge ou de difficultés économiques ou sociales.
5. A B C D – Les Agences régionales de santé interviennent dans le domaine des politiques sanitaires, sociales et médico-sociales.

Corrigés QCM 8

1. A – La CMU, mise en place en 2000, est destinée à lutter contre les inégalités en permettant à tous d'accéder aux soins.
2. B – Le don d'organes repose sur le principe du consentement présumé : chacun d'entre nous est considéré comme un donneur potentiel après sa mort à moins de s'y être opposé de son vivant.
3. D – Les soins palliatifs accompagnent la fin de vie des patients atteints de maladies incurables.
4. C – Une des grandes mesures de la réforme pour l'Assurance-maladie est de favoriser une coordination des soins en créant le dossier médical personnel (DMP) qui permettra un parcours de soins optimal. Il se développe progressivement sur le territoire depuis 2014.

Corrigés QCM 9

1. A D – Le clonage reproductif vise à reproduire un clone d'une personne. Le clonage thérapeutique produit du matériel vivant utilisable pour une greffe et pour remplacer un organe détruit ou détérioré.
2. B
3. A B C – L'euthanasie est une pratique visant à provoquer la mort d'un individu atteint d'une maladie incurable qui lui inflige des souffrances morales et/ou physiques intolérables.
L'euthanasie est active lorsqu'une thérapeutique est administrée dans le but d'abréger la vie du patient. L'euthanasie est passive quand un traitement est arrêté, ce qui a pour effet d'abréger la vie du patient.
L'euthanasie indirecte est un acte dont l'intention est le soulagement de la douleur par l'administration de fortes doses de produits comme la morphine ; dans ce cas, la mort est un effet secondaire, non recherché du traitement.
4. B
5. A – Ce terme est employé pour désigner un enfant conçu dans un but thérapeutique. Le « bébé médicament » doit pouvoir produire des cellules souches afin de soigner son frère ou sa sœur aîné(e) atteint d'une maladie incurable.
6. D – Le diagnostic pré-implantatoire (DPI) permet de sélectionner *in vitro* un embryon sain avant de l'implanter. Le DPI permet de sélectionner un embryon non porteur de maladie génétique ou capable de soigner son aîné.

Corrigés QCM 10

1. D – La greffe consiste à insérer une portion de l'organisme d'un individu (donneur) sur une autre partie du corps ou sur un autre individu (receveur). On parle donc de greffe de peau (tissu) et de transplantation cardiaque (organe).
2. A – Une autogreffe (autoplastie ou homogreffe) est une implantation chirurgicale de greffon provenant de l'individu lui-même.
3. A C D – Le don d'organe repose sur le principe du consentement présumé : chacun d'entre nous est considéré comme un donneur potentiel après sa mort à moins de s'y être opposé de son vivant. En pratique, lorsqu'un prélèvement d'organe est envisagé, si l'équipe médicale n'a pas directement connaissance de la volonté du défunt, elle doit s'efforcer de recueillir auprès de ses proches son opposition au don d'organe éventuellement exprimée de son vivant.
Le don est par définition non rémunéré car l'organe n'est pas considéré comme un objet patrimonial au sens juridique. Il est totalement anonyme : le receveur ne connaît pas l'identité du donneur, et la famille du donneur l'identité des différents receveurs.
4. C – Lors de l'affaire du sang contaminé, 4 400 personnes ont été contaminées par le virus du sida après administration de produits sanguins.
5. B C – Le don d'organe se différencie du don du corps à la science. Ce dernier a pour but de faire progresser la médecine ainsi que les connaissances et le savoir-faire des chercheurs et des étudiants en médecine.

Corrigés QCM 11

1. C – L'âge de départ à la retraite varie selon la date de naissance.
2. A – Les allocations familiales forment la branche famille de la Sécurité sociale, à travers le réseau formé par la Caisse nationale des allocations familiales (CNAF) et les caisses d'allocations familiales (CAF). L'institution est au service de 11,7 millions de foyers allocataires couvrant au total 31 millions de personnes, soit près de la moitié de la population.
3. D – Chaque année, le gouvernement français supprime le remboursement de nombreux médicaments ayant, selon l'Agence nationale de sécurité du médicament et des produits de santé (ANSM), un service médical rendu (SMR) insuffisant.
4. B – Un médicament générique est un médicament identique à celui d'une marque (appelé médicament *princeps*) mais produit et vendu sous sa dénomination commune internationale (nom chimique de la molécule).
5. A B – Les antibiotiques sont des substances chimiques qui ont une action spécifique avec un pouvoir destructeur sur les micro-organismes.
Ils ne sont d'aucune utilité sur les autres types de microbes comme les parasites, les virus ou les champignons. De plus, ils ne traitent pas directement les symptômes d'une infection (fièvre, douleurs, etc.).

Corrigés QCM 12

1. C – L'espérance de vie est actuellement de 85,6 ans pour les femmes et de 80 ans pour les hommes. La durée de vie moyenne des Français a presque doublé en seulement un siècle : de 1900 à 2000, l'espérance de vie (moyenne hommes et femmes) est passée de 40 à 78 ans.
2. A – Il ne faut pas confondre morbidité et mortalité ; ces termes sont deux indicateurs de santé. La réponse B est la définition de la mortalité.
La réponse C est la définition de l'épidémie et la réponse D est celle de pathogène.
3. B – L'épidémie s'applique aux hommes alors que l'épizootie s'applique aux animaux. On parle d'épizootie de grippe aviaire, par exemple.
4. A B C D

Corrigés QCM 13

1. C – La déhydroépiandrostérone (DHEA) est une hormone stéroïde réputée pour ses effets antivieillissement. Normalement présente dans l'organisme, son taux tend à décroître avec l'âge.
2. A – La maladie d'Alzheimer, ou démence sénile de type Alzheimer, est un trouble neurodégénératif qui entraîne la perte des fonctions mentales suite à la détérioration du tissu du cerveau.
3. C – La sénescence ou vieillissement est un processus physiologique qui entraîne des modifications progressives des êtres vivants au fil du temps.
4. D – Jugement rendu en 2000 concernant l'indemnisation de Nicolas Perruche, né gravement handicapé – sa mère ayant contracté une rubéole non diagnostiquée lors de sa grossesse et n'ayant pu, de ce fait, recourir à une IVG.
5. C – Si un caractère est congénital, il est inné : son origine se situe pendant la vie intra-utérine.
6. A B C

Corrigés QCM 14

1. D – On parle de famille nucléaire ou traditionnelle (les deux parents et des enfants), recomposée (un parent, son nouveau conjoint et des enfants nés d'une union précédente), monoparentale (un parent et son enfant) ou homoparentale (un parent, un partenaire de même sexe et des enfants nés d'une union hétérosexuelle précédente).
2. A B C
3. D
4. B – En 2006, l'âge minimal pour le mariage des filles est passé de 15 à 18 ans afin de limiter les mariages forcés.
5. A C D – Suite à la loi de 2004, les procédures de divorce ont été simplifiées.
6. B – Chaque année, quelques centaines d'enfants naissent sous X contre 10 000 il y a une vingtaine d'années.

Corrigés QCM 15

1. C – Les médias comprennent les informations écrites (presse), les informations parlées (radio) et les informations audiovisuelles (cinéma, télévision, vidéo, télématique, etc.).
2. A – Internet est né à la fin des années 1960 au sein du ministère américain de la Défense, avant d'être développé par des universitaires, mais c'est en 1974 que le terme « Internet » est utilisé pour la première fois.
3. A B – La Commission nationale de l'informatique et des libertés (CNIL) est une autorité administrative indépendante française chargée de veiller à la protection des données personnelles et à la protection de la vie privée.
4. C
5. C
6. D – Le CSA garantit l'exercice de la liberté dans le domaine de la communication audiovisuelle.

Corrigés QCM 16

1. C – La population active représente l'ensemble des personnes ayant un emploi rémunéré et des personnes à la recherche d'un emploi. La distinction entre population active et population inactive permet de définir le taux d'activité.
2. E – L'APEC est l'association pour l'emploi des cadres.

L'Unedic est l'Union nationale pour l'emploi dans l'industrie et le commerce.
Le FMI est le Fonds monétaire international.
L'AGEFIPH est l'Association de gestion des fonds pour l'insertion professionnelle des personnes handicapées.

3. AB

4. ABC

Corrigés QCM 17

1. B

2. A – La surpopulation carcérale est de plus de 16 % ; elle concerne 9 600 prisonniers.

3. C

4. D – L'îlotage est la division d'une ville ou d'un quartier en unités administratives (îlots), placées chacune sous la surveillance d'un policier (îlotier).

5. D – Attention, ne confondez pas le délinquant et le marginal. Un délinquant est une personne contrevenant à la loi et qui s'expose à des poursuites. Un marginal vit en marge de la société organisée, faute de pouvoir s'y intégrer ou par refus de se soumettre à ses normes.

6. AC

Corrigés QCM 18

1. D

2. B – Le seuil de pauvreté est de 1 000 € mensuels en 2014.

3. A

4. C – Attention, ne confondez pas l'analphabète et l'illettré. La personne illettrée est partiellement incapable de lire et d'écrire alors qu'elle a appris.

5. C – On estime que 7 % des 18-65 ans sont illettrés en France.

6. D – Les enfants contractent cette maladie en absorbant des particules plombées libérées par de vieilles peintures dans des locaux vétustes et insalubres. C'est un drame de la pauvreté, un problème de santé publique qui touche le développement psychomoteur de l'enfant.

Corrigés QCM 19

1. B – Une femme sur dix est victime chaque année de violence conjugale et une femme en meurt tous les deux jours, sous les coups de son compagnon.

2. AC – Les personnes âgées doivent à leur dépendance, à leur fragilité, voire à la possession de biens, d'être les victimes privilégiées de maltraitances qui se passent le plus souvent au sein de la famille ou des institutions.

3. B – L'unité médico-judiciaire (UMJ) vise à la reconnaissance des victimes et à la prise en charge des droits élémentaires de l'enfant. À l'UMJ, la parole de l'enfant victime de maltraitance est recueillie dans les meilleures conditions possibles, dans un lieu sécurisant et aménagé à cet effet.

4. ABCD

5. A – Le pédiatre américain Silverman a décrit en 1953 des signes radiologiques en rapport avec des fractures négligées et d'âges différents chez le jeune enfant. On appelle le syndrome de Silverman le syndrome des enfants battus.

Corrigés QCM 20

1. AD – Attention, les CFC (gaz à effet de serre) détruisent la couche d'ozone et non la couche d'oxygène.

2. D
3. A B C D
4. B – L'air est composé d'environ 78 % d'azote, 21 % d'oxygène, 1 % de gaz rares, et de traces de vapeur d'eau (lorsque la température est supérieure à 40°).
5. A B C D
6. A
7. B C D

Corrigés QCM 21

1. B – Toutes les professions de santé, sauf celle d'agent de service hospitalier, font l'objet d'un concours d'entrée dans les écoles de formation et sont sanctionnées par un diplôme d'État (DE).
2. C – Le *numerus clausus* correspond à la limitation d'une catégorie de personnes à l'accessibilité à une formation, une fonction, un grade ou une profession.
3. C – Les hôpitaux et cliniques manquent cruellement d'infirmiers : départ à la retraite, passage aux 35 heures, augmentation de l'offre des soins, manque de valorisation de la profession…
4. B – L'ostéopathie est une méthode thérapeutique fondée sur la manipulation des os.
5. A – Le *nursing* ou nursage correspond aux soins d'hygiène corporelle, à la prévention des escarres, à la surveillance de l'alimentation, etc.
6. A B C D – L'auxiliaire de vie sociale exerce au domicile des personnes fragiles, dépendantes ou en difficultés sociales.

Corrigés QCM 22

1. B – Les services de soins infirmiers à domicile assurent, sur prescription médicale, aux personnes âgées de 60 ans et plus, malades ou dépendantes, aux personnes adultes de moins de 60 ans présentant un handicap et aux personnes de moins de 60 ans atteintes de maladies chroniques, les soins infirmiers et d'hygiène générale ainsi que l'aide à l'accomplissement des actes essentiels de la vie.
2. D – L'orthogénie est le contrôle des naissances.
3. C – Le CANTOU (centre d'activités naturelles tirées d'occupations utiles) est une petite unité qui prend en charge des personnes âgées présentant des symptômes de démence dont la maladie d'Alzheimer.
4. D – Les infections nosocomiales sont responsables de 4 000 décès par an.
5. A – Les soins ambulatoires s'appliquent aux personnes ne nécessitant pas une hospitalisation.

Corrigés QCM 23

1. B – Annuellement plus de 15 000 infections, dont environ 4 000 sont mortelles.
2. B – Les antibiotiques sont des médicaments ayant la propriété de tuer les bactéries ou d'empêcher leur prolifération.
3. C – Le CLIN est le Comité de lutte contre les infections nosocomiales.
4. A – La stérilisation est l'opération qui consiste à détruire les toxines et les microbes.
La prophylaxie est une méthode visant à protéger contre une maladie, à prévenir une maladie.
L'antisepsie est l'ensemble des méthodes destinées à prévenir ou à combattre l'infection en détruisant les microbes qui existent à la surface ou à l'intérieur des organismes vivants.
5. A B C D – Les patients en réanimation sont aussi les plus touchés.

6. B – Les techniques invasives utilisées dans les hôpitaux pour le diagnostic, la surveillance et le traitement sont des portes ouvertes à l'infection (sonde urinaire, mesure de la pression veineuse centrale, perfusions, prothèse, transplantation, etc.).

Corrigés QCM 24

1. D – L'athérosclérose est un épaississement et une perte d'élasticité des parois internes des artères.
2. B – Les maladies à incidence sociale (cancers, maladies cardio-vasculaires, tuberculose, alcoolisme, infections sexuellement transmissibles, sida) sont des maladies qui ont un coût financier et humain non négligeable.
3. C – Lors d'un cancer, il y a une prolifération anarchique de cellules anormales dites cancéreuses. Lorsque ces cellules migrent vers d'autres organes à distance de leur foyer d'origine, elles créent des métastases qui vont former de nouvelles tumeurs.
4. A – Le cancer du sein est le premier cancer féminin avec plus de 50 000 nouveaux cas par an ; le cancer du col de l'utérus comprend 3 300 nouveaux cas chaque année.
5. C
6. A B D

Corrigés QCM 25

1. A – Les maladies opportunistes sont des maladies dues à des germes habituellement peu agressifs mais susceptibles de provoquer de graves complications en affectant des personnes ayant un système immunitaire très affaibli, par exemple les personnes subissant une greffe d'organe, une chimiothérapie ou atteintes du sida.
2. C – Le virus de l'immunodéficience humaine (VIH) est l'agent infectieux responsable du sida.
Il a pour cible les lymphocytes T et provoque une diminution des défenses immunitaires.
3. D – La découverte de la séropositivité se fait lors d'un test de dépistage. On peut être porteur du virus du sida sans être malade : c'est être séropositif. En revanche, une personne séropositive peut transmettre le VIH.
4. B – Deux facteurs peuvent expliquer ce relâchement : une lassitude face à la prévention après plus de 30 ans d'épidémie, et une forme de banalisation du sida, renforcée par l'efficacité des multithérapies.
5. B – La blennorragie et la chlamydiose non correctement traitées peuvent être à l'origine d'une stérilité.

Corrigés QCM 26

1. A B – L'érythropoïétine (EPO) est une hormone responsable de la différenciation et de la prolifération des globules rouges, qui a souvent été utilisée pour le dopage des sportifs.
2. C – La loi Buffet de mars 1999 privilégie le volet préventif de la lutte contre le dopage.
3. A – À forte dose, la consommation de stimulants comme le café, le thé, la feuille de coca, etc., peut être considérée comme du dopage en raison de l'amélioration des capacités.
4. C – De nombreux produits toxiques comme les drogues, l'alcool, le tabac, les substances dopantes provoquent un phénomène de dépendance physique et/ou psychique.
5. B – Le « pot belge » est un mélange d'amphétamines, de cocaïne et d'héroïne qui diminue les barrières physiques et permet de s'entraîner plus facilement.

Corrigés QCM 27

1. D – Attention, ne confondez pas la contraception et la contragestion. La contraception est l'ensemble des moyens employés pour provoquer une infécondité temporaire chez la femme ou chez l'homme. Un contraceptif empêche l'ovulation alors qu'un contragestif empêche la nidation (implantation de l'embryon dans l'utérus).
2. A – L'interruption de grossesse peut être thérapeutique (ITG) lorsque la grossesse ne peut être menée à terme pour des raisons médicales ; dans ce cas seulement, l'ITG peut être réalisée au-delà de la 12e semaine.
3. A C – Le RU 486 est utilisé chez la femme comme abortif, pour l'avortement chimique en début de grossesse. Cette molécule a été présentée, au début des années 1980, comme une alternative à l'avortement par aspiration (seule technique abortive alors connue).
4. C – La Loi Veil (d'après Simone Veil) est la loi française votée en 1975 qui autorise l'avortement.
5. A B D – La pilule est une contraception hormonale (progestatifs et/ou œstrogènes).

Corrigés QCM 28

1. A D – L'impuissance est l'incapacité physique pour l'homme d'accomplir l'acte sexuel normal et complet.
2. B C – La fécondation *in vitro* et transfert d'embryon (FIVETE) est une fécondation réalisée hors du corps de la femme.
3. C – Amandine, le premier « bébé-éprouvette » français, est née en 1982 grâce à une FIVETE.
4. A B – L'hormone chorionique gonadotrope humaine (HCG) est l'hormone de la femme enceinte. Cette hormone est sécrétée par l'ovule fécondé au bout de 4 jours et se répand dans tout l'organisme. La plupart des tests de grossesse reposent sur la détection de cette hormone.
5. B – L'azoospermie est une cause d'infertilité masculine. L'azoospermie touche environ 1 % des hommes, chez lesquels elle est à l'origine d'une stérilité.
6. D – Le fœtus est le produit de la conception, à partir de la sixième ou huitième semaine de grossesse.
Avant cette période, c'est un embryon.

Corrigés QCM 29

1. D – Une toxine est une substance toxique élaborée par un organisme vivant (bactérie, champignon, reptile, etc.) auquel elle confère son pouvoir pathogène.
2. B – Le BCG (bacille de Calmette et Guérin) sert à la vaccination préventive contre la tuberculose.
3. A B C D – Les personnes susceptibles de contracter la tuberculose sont les plus fragilisées.
4. C – Le virus est un micro-organisme infectieux à structure bien définie, parasite absolu des cellules vivantes, possédant un seul type d'acide nucléique et se reproduisant à partir de son seul matériel génétique. Le microbe est un micro-organisme unicellulaire pathogène.
Le bacille est une bactérie en forme de bâtonnet qui se présente en chaîne et produit des spores.
5. A – Face au cancer du col de l'utérus qui touche 3 300 femmes chaque année en France, les jeunes filles bénéficient désormais de deux vaccins préventifs efficaces contre les souches les plus virulentes de papillomavirus.

Corrigés QCM 30

1. D – En pratique, on définit l'obésité d'après la valeur de l'indice de masse corporelle (IMC).
Cet IMC se calcule en divisant le poids (en kilogrammes) par la taille (en mètres) au carré.
2. B – On parle d'excès pondéral à partir d'un IMC supérieur à 25, et d'obésité à partir de 30. Au-delà de 40, il s'agit d'obésité massive, encore appelée obésité morbide.
3. A – L'obésité correspond à l'augmentation ou à l'excès du tissu adipeux de l'organisme, accompagné d'un excédent de poids (plus de 25 % du poids estimé normal).
4. ABC – L'obésité peut entraîner une diminution de la qualité de vie et des complications morbides. Les statistiques montrent que les personnes dont l'IMC dépasse 30 présentent des risques supérieurs de développer des affections métaboliques (diabète), cardiovasculaires (insuffisance coronaire, infarctus du myocarde, hypertension artérielle), respiratoires (insuffisance respiratoire) et rhumatologiques (arthrose). L'obésité accroît aussi les risques de cancers (de la prostate, du côlon, du sein, du col de l'utérus et des ovaires).
5. C – Les graisses (riches en lipides) sont présentes dans les corps gras alimentaires (beurre, saindoux, huiles, margarines, etc.) et constituent une des réserves énergétiques de l'organisme.

Corrigés QCM 31

1. C – Une organisation non gouvernementale (ONG) est une organisation qui ne relève ni de l'État, ni d'une institution internationale. Ces associations concernent les droits de l'homme, la lutte contre la faim, l'écologie, etc.
2. ABC – Les pays ou régions en développement ont une économie qui n'a pas atteint le niveau des pays industrialisés.
3. B – La couverture maladie universelle (CMU) est une garantie offerte à toutes les personnes résidant en France, de la prise en charge des soins par les régimes obligatoires de la Sécurité sociale. Depuis le 1er janvier 2016, la CMU de base est remplacée par la Protection universelle maladie (PUMa), qui prend en charge les frais de santé qui relèvent de l'assurance maladie obligatoire ; la CMU complémentaire (couverture maladie complémentaire gratuite) continue d'exister.
4. D – Dans les pays à faibles revenus, les maladies infectieuses sont responsables de près d'un tiers des décès.
5. B – L'aide médicale d'État (AME) permet aux personnes n'ayant pas droit à la couverture maladie universelle (CMU) de bénéficier d'une protection médicale.

Corrigés QCM 32

1. B
2. A – La tremblante du mouton fait aussi partie des encéphalopathies spongiformes mais elle affecte les ovins.
3. A – La listériose se manifeste par des troubles cliniques graves (méningite, avortement, septicémie).
4. C – Le terme aviaire concerne uniquement les oiseaux. La peste aviaire désigne une maladie virale proche de la grippe, rencontrée chez les oiseaux sauvages ou domestiques.
5. A – De la fabrication à la vente, puis lors de la conservation chez le particulier, il est capital que la « chaîne du froid » ne soit jamais brisée. En effet, le procédé de congélation ne tue pas toutes les bactéries, et celles qui survivent sont réactivées lors de la décongélation. Elles se développent alors très rapidement. La moindre élévation de température au cours des procédés d'élaboration ou du transport met en péril toute la procédure.

QCM

Corrigés

Corrigés QCM 33

1. B C – Le tabac, l'alcool, les médicaments psychotropes sont des substances licites, c'est-à-dire autorisées, mais leur vente et leur usage sont contrôlés et réglementés. En revanche, le cannabis, l'ecstasy, la cocaïne, l'héroïne, sont des substances illicites dont la production, la vente et la consommation sont interdites et sanctionnées par la loi.

2. C D – Un produit dopant est un excitant ou un tranquillisant (tabac, alcool, somnifère) qui peut être comparé à des stupéfiants.

3. B – L'héroïne est bien un médicament et un stupéfiant mais elle est obtenue à partir de la morphine issue du pavot. C'est une drogue dure, de la famille des opiacées. Cette drogue provoque une forte dépendance physique et psychique, ce qui en fait un des produits les plus dangereux. Elle peut provoquer des overdoses parfois mortelles.

4. C – Le traitement de substitution est une prescription de médicaments à base de dérivés morphiniques afin de compenser les effets du manque.

5. A – Pour les femmes, la consommation ne doit pas être supérieure à 14 verres par semaine.

6. B

Corrigés QCM 34

1. D – L'allopathie est le mode de traitement qui combat la maladie par l'administration de médicaments qui ont un effet opposé aux phénomènes pathologiques.

2. A B C D – L'acupuncture consiste en l'introduction d'aiguilles sur des points précis des tissus ou des organes. L'homéopathie soigne les malades au moyen de substances (à doses infinitésimales obtenues par dilution) capables, à des doses plus élevées, de produire sur l'homme sain des symptômes semblables à ceux de la maladie à combattre. L'ostéopathie fait appel à des manipulations sur les os, et la phytothérapie traite les maladies par les plantes.

3. A – La médecine prédictive s'applique aux maladies cardio-vasculaires comme l'hypertension artérielle ou le diabète car il s'agit d'importants problèmes de santé publique.

4. A – L'automédication est l'utilisation, sans prescription médicale, de médicaments, avec la possibilité d'assistance et de conseils de la part des pharmaciens.

5. A B C D

Corrigés QCM 35

1. B – Depuis 2005, le nombre de tués sur les routes françaises est passé sous la barre symbolique de 5 000, aux environs de 3 600 en 2015. Les radars et la hausse du prix de l'essence sont les deux principales causes de cette diminution.

2. A D – Chaque année, en France, les accidents domestiques causent environ 20 000 morts.

On parle aussi d'accidents de la vie courante.

3. B – 95 % touchent des personnes de plus de 65 ans.

4. D – Les intoxications médicamenteuses constituent la première cause d'accident domestique pour les enfants de moins de quatre ans.

5. A B C – Les premiers secours sont constitués de gestes simples qui peuvent facilement sauver des vies, comme la respiration artificielle, l'arrêt d'une hémorragie, la stabilisation des blessures, etc.

Corrigés exo 37

Exercice 37.1

1-f ; 2-c ; 3-a ; 4-e ; 5-b ; 6-g ; 7-d.

Exercice 37.2

1-**A** ; 2-**E** ; 3-**B** ; 4-**F** ; 5-**D** ; 6-**B** ; 7-**C** ; 8-**E** ; 9-**B** ; 10-**E** ; 11-**A** ; 12-**E** ; 13-**C** ; 14-**D** ; 15-**E** ; 16-**A** ; 17-**C** ; 18-**C** ; 19-**B** ; 20-**F** ; 21-**E**.

Exercice 37.3

B C D

Exercice 37.4

C

Exercice 37.5

A B C

Corrigés exo 38

Exercice 38.1

B Chez l'homme, l'information génétique est contenue dans 46 chromosomes répartis en 23 paires : 22 paires d'autosomes et 1 paire de gonosomes ou chromosomes sexuels.

Exercice 38.2

Un caryotype est la représentation de la garniture chromosomique d'un individu. Un caryotype est spécifique d'une espèce, il permet d'établir par exemple le sexe de l'individu à qui appartient la cellule, ou une aberration chromosomique (trisomies, monosomies).

Exercice 38.3

Molécules, gènes, synthèse, nucléotide, gène, anormale.

Exercice 38.4

1-**E** ; 2-**C** ; 3-**A** ; 4-**B** ; 5-**D**.

Corrigés exo 39

Exercice 39.1

L'encéphale est composé :
- du cerveau ou de deux hémisphères cérébraux ; chaque hémisphère étant divisé en quatre lobes : lobe frontal ; pariétal ; temporal ; occipital ;

– du cervelet (...) ;
– du tronc cérébral (...).

Exercice 39.2

Excitabilité, conductibilité, intégration, transmission.

Exercice 39.3

Les méninges sont appelées : dure-mère, arachnoïde et pie-mère.

Exercice 39.4

La substance grise concentre principalement les corps cellulaires des neurones ; la substance blanche contient les axones des neurones, sa couleur est due à la présence de myéline.

Exercice 39.5

B D E A C

Corrigés exo 40

Exercice 40.1

A. cartilages de conjugaison
B. périoste

Exercice 40.2

C

Exercice 40.3

Éviter les contacts et les chocs entre les vertèbres au cours des mouvements de la colonne vertébrale.

Exercice 40.4

Dans le cou : l'atlas est le nom de la première vertèbre cervicale, l'axis le nom de la deuxième.

Exercice 40.5

A ménisques
B liquide synovial
C lubrifiant

Exercice 40.6

A d'osséine (protéine : matière organique)
B de sels minéraux (calcium et phosphates)

Corrigés exo 41

Exercice 41.1

Presbytie (défaut de la vision de près) ; cataracte (opacité du cristallin).

Exercice 41.2

Les glandes sudoripares ; les glandes sébacées ; les récepteurs sensoriels ; les poils.

Exercice 41.3

Les sensations tactiles, thermiques et douloureuses.

Exercice 41.4

Annexes protectrices : orbite, paupières, sourcils, conjonctive.
Annexes motrices : muscles qui orientent l'œil dans quatre directions.
Annexes sécrétrices : glandes lacrymales responsables de la sécrétion des larmes.

Exercice 41.5

L'audition, par des cellules ciliées présentes dans la cochlée, et l'équilibration.

Corrigés exo 42

Exercice 42.1

a. Faux (l'intérieur du tube digestif recueille les sécrétions des glandes digestives qui sont exocrines ; il appartient donc au milieu extérieur de l'organisme) ;
b. Vrai ;
c. Faux (pH acide) ;
d. Faux (dans le duodénum) ;
e. Vrai ;
f. Vrai ;
g. Faux (contractions involontaires gérées par le système nerveux végétatif) ;
h. Faux (duodénum, jéjunum et iléon) ;
i. Vrai.

Exercice 42.2

A nutriments
B sucres (oses)
C aminés
D nucléotides
E minéraux
F vitamines

Exercice 42.3

Les glandes parotides, les sublinguales et les sous-maxillaires.

Exercice 42.4

Les fibres.

Exercice 42.5

Formule dentaire adulte : 4I + 2C + 4PM + 6M par mâchoire

Exercice 42.6

D A B C

Corrigés exo 43

Exercice 43.1

La plèvre, membrane à deux feuillets, augmente la mobilité des poumons, les soutient et les protège.

Exercice 43.2

L'inspiration et l'expiration sont des mouvements automatiques et réflexes dont le centre de commande est situé dans le bulbe rachidien. Ils peuvent être modifiés par la volonté (inspiration forcée), la déglutition (pause respiratoire), l'effort, le stress, l'apnée.

Exercice 43.3

Dioxygène, dioxyde de carbone, respiratoire, circulatoire, la trachée, l'œsophage, bronches, poumons.

Corrigés exo 44

Exercice 44.1

– 1er temps, systole auriculaire : contraction des deux oreillettes.
– 2e temps, systole ventriculaire : contraction des 2 ventricules.
– 3e temps, diastole : relâchement des oreillettes et des ventricules, repos du cœur.

Exercice 44.2

Faux. Les veines sont des vaisseaux qui ramènent le sang au cœur. Les artères sont des vaisseaux qui véhiculent le sang du cœur vers les organes.

Exercice 44.3

Liquide rouge, visqueux, salé (5 à 6 litres), composé de plasma tenant en suspension des cellules appelées globules (naissance dans la moelle osseuse).

Exercice 44.4

Drainage (transport de nutriments et de déchets cellulaires), filtration (éliminer les bactéries et toxines) et défense (grâce aux nombreux leucocytes).

Corrigés exo 45

Exercice 45.1

Reins, néphrons, urine, bassinet, uretère, vessie, urètre, miction.

Exercice 45.2

Eau, éléments minéraux (chlorure de sodium), composés azotés (urée, acide urique), pigments urinaires et constituants accidentels (alcool, toxines, médicaments).

Exercice 45.3

Le foie.

Exercice 45.4

Glomérule, tubule, bassinet, uretère, vessie, urètre.

Exercice 45.5

A-3 ; **B**-1 ; **C**-4 ; **D**-2.

Corrigés exo 46

Exercice 46.1

Les testicules, ou gonades masculines, produisent des spermatozoïdes, sécrètent l'hormone virilisante : la testostérone.

Exercice 46.2

a. Faux (23 chromosomes).
b. Faux (sperme = spermatozoïdes + liquide séminal + liquide prostatique).
c. Faux (chromosome X ou Y, un seul chromosome car les gamètes sont des cellules haploïdes qui ne possèdent qu'un seul chromosome de chaque paire).
d. Faux (dès la fin du 3e mois).
e. Vrai.
f. Vrai.
g. Faux (un ovule et non un ovaire).
h. Faux (avant).

Exercice 46.3

Plasma, cordon ombilical, chorion, amnios et liquide amniotique.

Exercice 46.4

A

Corrigés exo 47

Exercice 47.1

A localisée ; **B** rougeur ; **C** œdème ; **D** polynucléaires des capillaires ; **E** douleur.

Exercice 47.2

La phagocytose est assurée par les polynucléaires et les monocytes, qui reconnaissent puis ingèrent l'élément étranger afin de le digérer.

Exercice 47.3

Immunité spécifique et immunité non spécifique.

Exercice 47.4

Le VIH, à l'origine du sida (syndrome de l'immunodéficience humaine), se transmet par relation sexuelle, voie sanguine, voie placentaire ou allaitement.

Exercice 47.5

1-**C**, 2-**A**, 3-**E**, 4-**B**, 5-**D**.

Corrigés exo 48

Exercice 48.1

C D F

Exercice 48.2

Une glande mixte est une glande composée de cellules endocrines et de cellules exocrines, elle est donc à la fois endocrine et exocrine.

Exercice 48.3

a. Le glucose ; **b**. Le pancréas ; **c**. L'insuline.

Exercice 48.4

A-3, **B**-4, **C**-2, **D**-1.

Exercice 48.5

A Ovaires, endocrine.
B Foie, exocrine.
C Estomac, exocrine.
D Hypophyse, endocrine.
E Glandes sébacées, exocrine.

Corrigés exo 49

Exercice 49.1

Le chiffre des dizaines de 13 827 est 2 ; celui de 735 est 3 ; celui de 49 est 4 ; celui de 6 702 est 0.

Exercice 49.2

	Chiffre des unités	Chiffre des centaines
5 821	1	8
31 045	5	0
690	0	6

Exercice 49.3

Le chiffre des unités de 18,25 est 8 ; celui de 420,3 est 0 ; celui de 7,352 est 7 ; celui de 0,46 est 0.

Exercice 49.4

	Chiffre des dizaines	Chiffre des dixièmes
1 325,47	2	4
98,361	9	3
176	7	0

Exercice 49.5

Dans 834,11, 3 est le chiffre des dizaines.
Dans 0,739, c'est celui des centièmes. Dans 1 325,4, c'est celui des centaines. Dans 3,56, c'est celui des unités.

Exercice 49.6

Trois cent vingt-neuf euros quatorze centimes.

Exercice 49.7

57,00 = 57 = 57,0 ; 50,7 = 50,70

Exercice 49.8

a. 7 ; 129 ; 36
b. 7,2 ; 128,5 ; 36,1
c. 7,18 ; 128,54 ; 36,09

Exercice 49.9

a. 17,74 €
b. 729 litres
c. 1,7 gramme

Corrigés exo 50

Exercice 50.1

a.

$$\begin{array}{r} 325 \\ +\ 76 \\ \hline 401 \end{array} \qquad \begin{array}{r} 228 \\ +\ 3027 \\ +\ 43 \\ \hline 3298 \end{array}$$

b.

$$\begin{array}{r} 17{,}15 \\ +\ 0{,}9 \\ \hline 18{,}05 \end{array} \qquad \begin{array}{r} 3{,}125 \\ 62 \\ +\ 357{,}46 \\ \hline 422{,}585 \end{array}$$

Exercice 50.2

a.

$$\begin{array}{r} 478 \\ -\ 65 \\ \hline 413 \end{array} \qquad \begin{array}{r} 1834 \\ -\ 656 \\ \hline 1178 \end{array}$$

b.

$$\begin{array}{r} 49{,}67 \\ -\ 0{,}7 \\ \hline 48{,}97 \end{array} \qquad \begin{array}{r} 72{,}1 \\ -\ 39{,}84 \\ \hline 32{,}26 \end{array}$$

Exercice 50.3

a. 380 + 1 = 381 ; 380 – 1 = 379 ;
380 + 10 = 390 ; 380 – 10 = 370 ;
380 + 100 = 480 ; 380 – 100 = 280
b. 16,5 + 0,5 = 17 ; 16,5 – 0,5 = 16
c. 35 + 65 = 100 ; 3,5 + 6,5 = 10 ; 0,35 + 0,65 = 1

Exercice 50.4

13 409 + 5 083 = 18 492 dix-huit mille quatre cent quatre-vingt-douze

Exercice 50.5

$$\begin{array}{r} 352 \\ +\ 58\mathbf{8} \\ \hline 9\mathbf{4}0 \end{array} \qquad \begin{array}{r} 7\mathbf{0}\mathbf{3} \\ -\ 558 \\ \hline 145 \end{array}$$

Exercice 50.6

27 + 6,5 = 33,5
La baignoire contient 33,5 litres d'eau.

Corrigés exo 51

Exercice 51.1

a. 9 × 0 = 0 ; 9 × 1 = 9 ; 9 × 2 = 18 ; 9 × 3 = 27 ; 9 × 4 = 36 ; 9 × 5 = 45 ; 9 × 6 = 54 ; 9 × 7 = 63 ; 9 × 8 = 72 ; 9 × 9 = 81
b. 8 × 0 = 0 ; 8 × 1 = 8 ; 8 × 2 = 16 ; 8 × 3 = 24 ; 8 × 4 = 32 ; 8 × 5 = 40 ; 8 × 6 = 48 ; 8 × 7 = 56 ; 8 × 8 = 64 ; 8 × 9 = 72 etc.

Exercice 51.2

```
    6 9        3 0 2 8          1 2 5
×     7     ×        3      ×       4
-------     ----------      ---------
  4 8 3        9 0 8 4          5 0 0
```

Exercice 51.3

```
    1 5          7 7            1 2 3
×   1 8     ×    2 6     ×        9 5
-------     ---------    ------------
  1 2 0        4 6 2            6 1 5
  1 5        1 5 4          1 1 0 7
-------     ---------    ------------
  2 7 0      2 0 0 2        1 1 6 8 5
```

```
      3 0 4            3 4 5
×       7 4     ×      6 7 9
-----------     ------------
    1 2 1 6          3 1 0 5
  2 1 2 8          2 4 1 5
-----------      2 0 7 0
  2 2 4 9 6     ------------
                 2 3 4 2 5 5
```

Exercice 51.4

```
      7 5             2 8,3
×     9,4     ×       5,4 7
---------     -------------
    3 0 0           1 9 8 1
  6 7 5           1 1 3 2
---------       1 4 1 5
  7 0 5,0     -------------
                1 5 4,8 0 1
```

```
      2,8 6             0,9 9
×     0,1 8     ×         9,9
-----------     -------------
    2 2 8 8             8 9 1
    2 8 6             8 9 1
  0 0 0         -------------
-----------           9,8 0 1
  0,5 1 4 8
```

Exercice 51.5

$12 \times 5 = 60$

Le prix des 5 cédéroms est 60 €.

Exercice 51.6

$1,2 \times 5 = 6$

La masse des 5 boîtes est 6 kg.

Corrigés exo 52

Exercice 52.1

$12 \div 3 = 4$ car $3 \times 4 = 12$; $42 \div 6 = 7$ car $6 \times 7 = 42$; $56 \div 8 = 7$ car $8 \times 7 = 56$; $25 \div 5 = 5$ car $5 \times 5 = 25$; $72 \div 9 = 8$ car $9 \times 8 = 72$; $28 \div 4 = 7$ car $4 \times 7 = 28$; $88 \div 11 = 8$ car $11 \times 8 = 88$; $45 \div 9 = 5$ car $9 \times 5 = 45$; $36 \div 2 = 18$ car $2 \times 18 = 36$.

Exercice 52.2

a.

$$\begin{array}{r|l} 468 & 6 \\ \cline{2-2} 48 & 78 \\ 0 & \end{array} \qquad \begin{array}{r|l} 203 & 7 \\ \cline{2-2} 63 & 29 \\ 0 & \end{array} \qquad \begin{array}{r|l} 1245 & 5 \\ \cline{2-2} 24 & 249 \\ 45 & \\ 0 & \end{array}$$

b.

$$\begin{array}{r|l} 810 & 45 \\ \cline{2-2} 360 & 18 \\ 00 & \end{array} \qquad \begin{array}{r|l} 1387 & 73 \\ \cline{2-2} 657 & 19 \\ 00 & \end{array} \qquad \begin{array}{r|l} 1518 & 23 \\ \cline{2-2} 138 & 66 \\ 00 & \end{array}$$

Exercice 52.3

Diviser 915,8 par 3,7 revient à diviser 9 158 par 37.

$$\begin{array}{l|l} 9158 & 37 \\ \cline{2-2} 175 & 247,5 \\ 278 & \\ 190 & \\ 05 & \end{array}$$

Diviser 55 par 0,9 revient à diviser 550 par 9.

$$\begin{array}{l|l} 550 & 9 \\ \cline{2-2} 10 & 61,1 \\ 10 & \\ 1 & \end{array}$$

Diviser 2,6 par 1,74 revient à diviser 260 par 174.

$$\begin{array}{r|l} 260 & 174 \\ \cline{2-2} 860 & 1,4 \\ 164 & \end{array}$$

Exercice 52.4

9 ÷ 5 = 1,8
1 livre coûte 1,80 €.

Exercice 52.5

57,6 ÷ 18 = 3,2

5 7,6	1 8
0 3 6	3,2
0 0	

La masse d'une boîte est 3,2 kg.

Exercice 52.6

On divise 39,12 par 1,2. Cela revient à diviser 391,2 par 12.

3 9 1,2	1 2
3 1	3 2,6
7 2	
0	

Maxime a payé 32,6 litres d'essence.

Corrigés exo 53

Exercice 53.1

600 ÷ 40 = 15
Christine remplit 15 pots.

Exercice 53.2

a. 9 × 2 = 18
Benoît a 18 dents.
b. 9 + 2 = 11
Elsa a 11 dents.
c. Nadia a 3 dents de plus qu'Alexandre.
9 + 3 = 12
Nadia a 12 dents.
d. Victor a trois fois moins de dents qu'Alexandre.
9 ÷ 3 = 3. Victor a 3 dents.

Exercice 53.3

a. 60 × 15 = 900
Il y a 900 secondes dans 15 minutes.
b. On cherche combien de fois 60 secondes sont contenues dans 3 000 secondes.
3 000 ÷ 60 = 50
Donc 3 000 secondes = 50 minutes.

Exercice 53.4

a. Si on divise 15 par 4, le quotient entier est 3 et le reste 1. Trois briques ne suffisent donc pas. Il faut 4 briques de soupe.
b. $5 \times 4 = 20$
On peut servir au maximum 20 personnes avec 5 briques de soupe.

Exercice 53.5

$4 \times 8 + 9 \times 1 + 4 \times 48 = 233$
100 g de pain complet apportent 233 kcal.

Exercice 53.6

$71{,}1 \times 8 = 568{,}8$
Il y a 568,8 mg de bismuth au total.

Corrigés exo 54

Exercice 54.1

$200 \div 10 = 20$
1 morceau de sucre apporte 20 kilocalories.

Exercice 54.2

a. $5{,}60 \times 10 = 56{,}0 = 56$
10 kg de riz coûtent 56 €.
b. $56 + 5{,}60 = 61{,}60$
11 kg de riz coûtent 61,60 €.

Exercice 54.3

$10 \times ? = 35$
$35 \div 10 = 3{,}5$. L'autre nombre est 3,5.

Exercice 54.4

$0{,}1 \times ? = 19$
$19 \div 0{,}1 = 190$. L'autre nombre est 190.

Exercice 54.5

$100 \times 0{,}5 \times 30 = 1\,500$
Cet adolescent absorbe 1 500 grammes de sucre en 30 jours.

Exercice 54.6

$830 \div 10 = 83$
Il y a 83 places assises par voiture.

Exercice 54.7

$240 \div 6 = 40$
Le fermier pourra remplir 40 boîtes.

Exercice 54.8

$0{,}30 \times 10 + 0{,}10 \times 12 = 3 + 1{,}2 = 4{,}2$
Le montant des achats est 4,20 €.
$5 - 4{,}20 = 0{,}80$
On rend 0,80 € à Chloé.

Exercice 54.9

a. $25{,}75 \times 1\,000 = 25\,750$
On obtient une longueur de 25 750 mm ou 25,75 m.
b. $220 \div 1\,000 = 0{,}22$
L'épaisseur d'une pièce de deux euros est 0,22 cm.
c. $850 \div 100 = 8{,}50$
La masse d'une pièce de deux euros est 8,5 grammes.

Corrigés exo 55

Exercice 55.1

a. $\dfrac{105 \times 60}{35} = 180.$

180 objets sont fabriqués en 60 minutes.
b. $\dfrac{35 \times 42}{105} = 14.$ Il faut 14 minutes pour fabriquer 42 objets.

Exercice 55.2

a. $\dfrac{2 \times 36}{15} = 4{,}8.$

Il faut 4,8 kg de peinture pour couvrir 36 m^2.
b. $\dfrac{15 \times 3{,}6}{2} = 27.$

On peut couvrir 27 m^2 avec 3,6 kg de peinture.

Exercice 55.3

a. 8 est le double de 4. Il faut donc deux fois plus de farine pour 8 personnes que pour 4.
$80 \times 2 = 160.$
Il faut mettre 160 g de farine.
b. $\dfrac{4 \times 120}{80} = 6.$ Il y a 6 convives.

Exercice 55.4

$25{,}50 \div 3 = 8{,}50.$
Le prix d'un livre est 8,50 €.
$8{,}50 \times 5 = 42{,}50.$
Le prix de 5 livres est 42,50 €.

Exercice 55.5

$\frac{8 \times 180}{100} = 14{,}4$; $\frac{1 \times 180}{100} = 1{,}8$; $\frac{48 \times 180}{100} = 86{,}4$.

180 g de pain complet apportent : 14,4 g de protides, 1,8 g de lipides, 86,4 g de glucides.

Exercice 55.6

a. $2 \times 3 = 6$. Il faut 6 bouchons.

b. $\frac{5 \times 45}{60} = 3{,}75$.

Il faut diluer avec 3,75 litres d'eau.

Corrigés exo 56

Exercice 56.1

$\frac{10}{15} = \frac{2}{3}$. On simplifie par 5.

$\frac{7}{14} = \frac{1}{2}$. On simplifie par 7.

$\frac{22}{55} = \frac{2}{5}$. On simplifie par 11.

$\frac{12}{18} = \frac{2}{3}$. On simplifie par 6.

Exercice 56.2

a. Béatrice a mangé les $\frac{6}{24}$ de la tablette.

b. $\frac{6}{24} = \frac{1}{4}$. On simplifie par 6.

Exercice 56.3

a. $\frac{14}{21} = \frac{2}{3}$. André a effectué les deux tiers de la randonnée.

b. $\frac{3}{3} - \frac{2}{3} = \frac{1}{3}$. Il lui reste un tiers de la distance à parcourir.

Exercice 56.4

a. $\frac{15}{20} = \frac{3}{4}$. On simplifie par 5.

Dans ce groupe, trois personnes sur quatre sont des femmes.

b. Dans ce groupe, une personne sur quatre est donc un homme.

Exercice 56.5

$240 \times \frac{2}{5} = \frac{240 \times 2}{5} = 96$.

Le biberon contient 96 millilitres de liquide.

Exercice 56.6

$\frac{3}{4}$ d'heure = $60\times\frac{3}{4}$ = 45 minutes

$\frac{5}{6}$ d'heure = $60\times\frac{5}{6}$ = 50 minutes

Corrigés Exo 57

Exercice 57.1

a. Dans 100 grammes de salade, on trouve 15 grammes de thon.
b. Si l'article coûtait 100 €, la remise serait de 30 €.

Exercice 57.2

$\frac{64}{80}=0,8\,;\ 0,8\times100=80$

Le taux d'occupation des lits du service est 80 %.

Exercice 57.3

a. $\frac{12}{30}=0,4\,;\ 0,4\times100=40$

40 % des enfants de la crèche ont moins d'un an.
b. 100 – 40 = 60
60 % des enfants ont plus d'un an.

Exercice 57.4

$\frac{17,28}{1\,152}=0,015\,;\ 0,015\times100=1,5$

Le salaire d'Hervé a augmenté de 1,5 %.

Exercice 57.5

$\frac{240\times65}{100}=156$

Magali conserve 156 photos.

Exercice 57.6

a. $\frac{76\times30}{100}=22,8$

Le montant de la remise est 22,80 €.
b. 76 – 22,80 = 53,20
Le prix soldé de la veste est 53,20 €.

Exercice 57.7

a. $\frac{18,20}{28}=0,65$; 0,65 × 100 = 65

La Sécurité sociale rembourse 65 %.

b. 28 – 18,20 = 9,80

La somme non remboursée est 9,80 €.

c. $\frac{9{,}80 \times 80}{100} = 0{,}65$

La mutuelle rembourse 7,84 €.

Corrigés Exo 58

Exercice 58.1

12 m = 1 200 cm ; 0,4 dm = 4 cm ;
0,05 km = 5 000 cm ; 38 mm = 3,8 cm

Exercice 58.2

54 cg = 0,54 g ; 1,5 hg = 150 g ;
183 mg = 0,183 g ; 250 dag = 2 500 g

Exercice 58.3

8,6 hL = 860 L ;
3,4 dL = 0,34 L ;
479 mL = 0,479 L ;
0,56 daL = 5,6 L

Exercice 58.4

a. 4,8 km = 4 800 m = 480 000 cm
b. 0,8 m = 0,08 dam = 80 cm
c. 706 dm = 70,6 m = 70 600 mm

Exercice 58.5

a. 58 g = 580 dg = 5,8 dag
b. 14,3 dg = 1,43g = 1 430 mg
c. 880 cg = 8,8 g = 0,088 hg

Exercice 58.6

a. 230,8 L = 230 800 mL = 2,308 hL
b. 9 hL = 900 L = 90 000 cL
c. 0,056 daL = 0,56 L = 560 mL

Exercice 58.7

a. 18,2 q = 1,82 t = 1 820 kg
b. 85 kg = 0,85 q = 0,085 t
c. 0,073 t = 0,73 q = 73 kg

Exercice 58.8

29 m = 0,29 hm ; 56 cL = 5,6 dL
0,72 kg = 720 g ; 4,5 dL= 450 mL

725 dm = 0,725 hm ; 4,5 q = 4 500 hg
0,081 hL = 8,1 L ; 42,1 cm = 0,421 m

Exercice 58.9

400 kg = 0,4 t ; 0,4 × 63 = 25,2
La France produit 25,2 millions de tonnes de déchets ménagers par an.

Exercice 58.10

a. 60 cm = 0,6 m
b. 0,6 × 1 000 = 600
Gaëlle parcourt 600 mètres en 1 000 pas.
c. 1,2 km = 1 200 m
On cherche combien de fois 0,6 m est contenu dans 1 200 m.
1 200 ÷ 0,6 = 2 000
Gaëlle fait 2 000 pas pour se rendre à son travail.

Exercice 58.11

12 hL = 120 000 cL
120 000 ÷ 75 = 1 600
On peut remplir 1 600 bouteilles.

Corrigés Exo 59

Exercice 59.1

52 dm^2 = 5 200 cm^2 ; 0,0123 m^2 = 123 cm^2 ;
14,8 mm^2 = 0,148 cm^2 ; 725 m^2 = 7 250 000 cm^2

Exercice 59.2

45 dm^2 = 0,45 m^2 ; 90 dam^2 = 9 000 m^2 ;
0,475 hm^2 = 4 750 m^2 ; 4 703 cm^2 = 0,4703 m^2

Exercice 59.3

2,5 m^3 = 2 500 dm^3 ; 48 cm^3 = 0,048 dm^3 ;
58 000 mm^3 = 0,058 dm^3 ; 0,41 dam^3 = 410 000 dm^3

Exercice 59.4

56,2 ha = 5 620 a ; 750 ca = 7,5 a ;
858 m^2 = 8,58 a ; 2,66 hm^2 = 266 a

Exercice 59.5

89 dm^3 = 89 L ; 450 cm^3 = 0,45 L ; 87 mm^3 = 0,000 087 L

Exercice 59.6

a. 3,5 m^2 = 350 dm^2 = 35 000 cm^2
b. 1 700 a = 17 ha = 170 000 m^2
c. 706 dm^3 = 0,706 m^3 = 706 000 cm^3

Exo

Corrigés

Exercice 59.7

$7{,}2\ hm^2 = 72\ 000\ m^2 = 7{,}2\ ha$
$45\ ca = 45\ m^2 = 0{,}0045\ ha$
$96{,}5\ a = 9\ 650\ m^2 = 0{,}965\ ha$
$46\ 000\ ca = 46\ 000\ m^2 = 4{,}6\ ha$
$38\ dam^2 = 3\ 800\ m^2 = 0{,}38\ ha$

Exercice 59.8

$14\ m^2 = 1\ 400\ dm^2$; $0{,}15\ cm^2 = 0{,}0015\ dm^2$;
$63\ ca = 6\ 300\ dm^2$; $2{,}7\ hm^2 = 27\ 000\ m^2$ (ou ca) ;
$3\ 082\ dm^2 = 0{,}3082\ dam^2$ (ou a) ;
$7\ 930\ mm^2 = 0{,}793\ dm^2$

Exercice 59.9

$75\ cm^2 = 0{,}0075\ m^2$
$2{,}7\ dm^2 = 0{,}027\ m^2$
$0{,}0075 \times 40 = 0{,}3$; $0{,}027 \times 10 = 0{,}27$
$1 - 0{,}3 - 0{,}27 = 0{,}43$. Il reste $0{,}43\ m^2$.

Exercice 59.10

$3\ cL = 30\ cm^3$
$250 - 30 \times 6 = 250 - 180 = 70$
Il reste $70\ cm^3$ de liquide dans le flacon.

Exercice 59.11

$1{,}5\ dL = 0{,}15\ L$; $120\ cm^3 = 0{,}12\ L$;
$5\ cL = 0{,}05\ L$; $0{,}18\ dm^3 = 0{,}18\ L$
$0{,}15 + 0{,}12 + 0{,}05 + 0{,}18 = 0{,}5$
Alain obtient 0,5 litre de cocktail.

Exercice 59.12

$1{,}5\ m^3 = 1\ 500\ dm^3$
$1\ 500 \div 60 = 25$
Il faudra faire 25 voyages.

Corrigés Exo 60

Exercice 60.1

a. 12 min 20 s = (60×12) s + 20 s = 720 s + 20 s = 740 s
b. 3 h 16 min = (60×3) min + 16 min = 180 min + 16 min = 196 min
c. 4 h 8 min 33 s = $(60 \times 60 \times 4)$ s + $(60 \cdot 8)$ s + 33 s = 14 913 s

Exercice 60.2

a. Le quotient entier de 320 par 60 est 5 ; le reste est 20.
320 min = 5 h 20 min

b. Le quotient entier de 416 par 60 est 6. Le reste est 56.
416 s = 6 min 56 s

Exercice 60.3

a. $60 \times 24 = 1\,440$
Il y a 1 440 minutes dans 24 heures.
b. Il y a 30 minutes dans une demi-heure et 60 secondes par minute.
$60 \times 30 = 1\,800$
Il y a 1 800 secondes dans une demi-heure.

Exercice 60.4

a. Il y a deux demi-heures par heure.
$3 \times 2 = 6$
Il y a 6 demi-heures dans 3 heures.
b. Il y a quatre quarts d'heure par heure.
$4 \times 5 = 20$
Il y a 20 quarts d'heure dans 5 heures.

Exercice 60.5

a. 14 h 51 min
b. 4 min 29 s

Exercice 60.6

a. 28 h 60 min = 29 h
b. 2 h 9 min

Exercice 60.7

2 min 53 s × 8 = 16 min 424 s = 23 min 4 s
La durée de l'essai est 23 min 4 s.

Les planches anatomiques

Planche 1 Le squelette

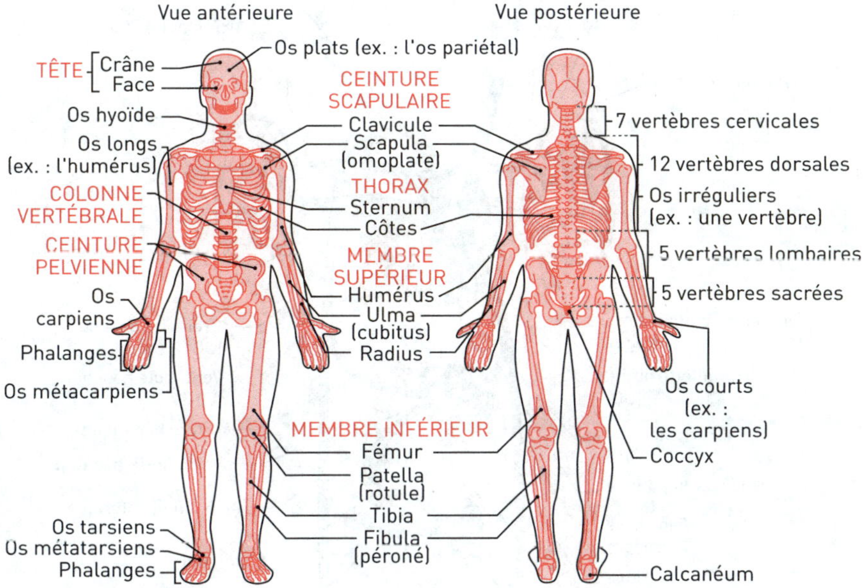

Planche 2 La structure d'un os long

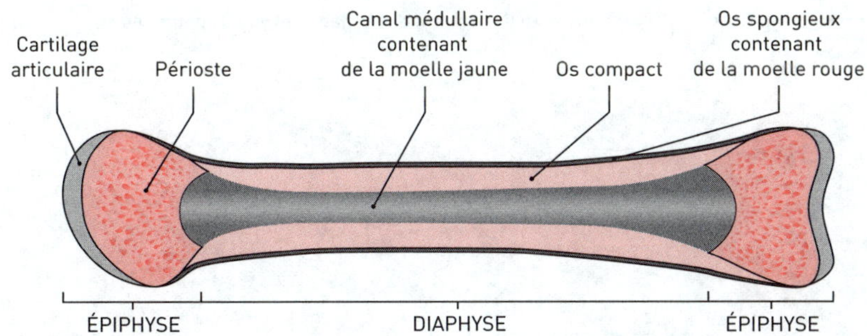

Planche 3 L'appareil circulatoire

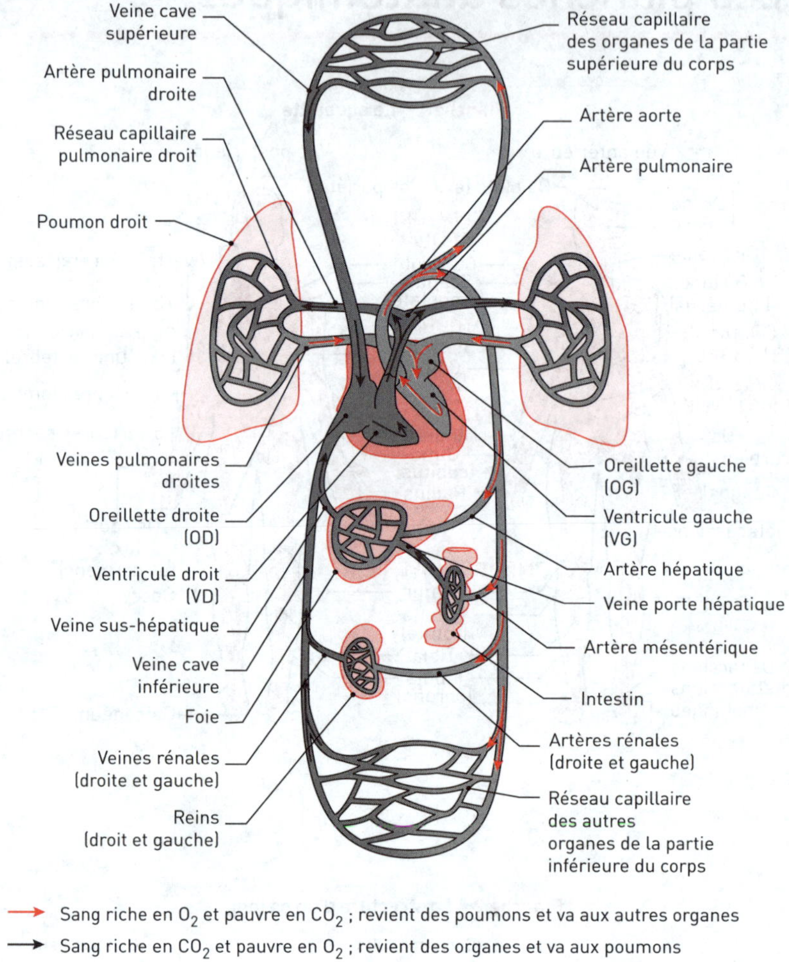

Planche 4 Le cœur

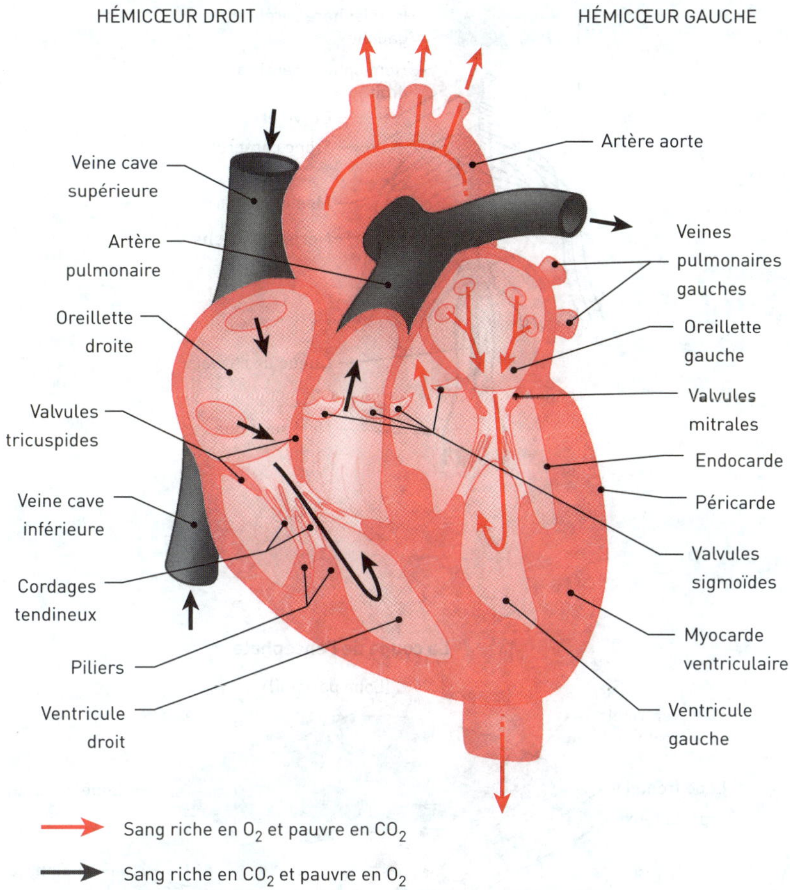

Planche 5 **L'organisation générale du système nerveux central**

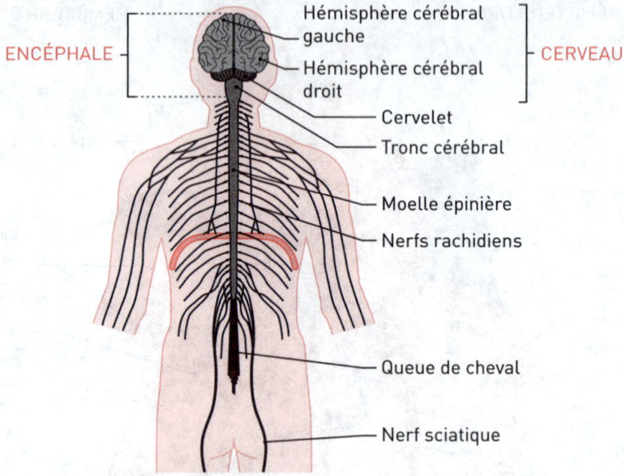

Planche 6 **La coupe de l'encéphale**

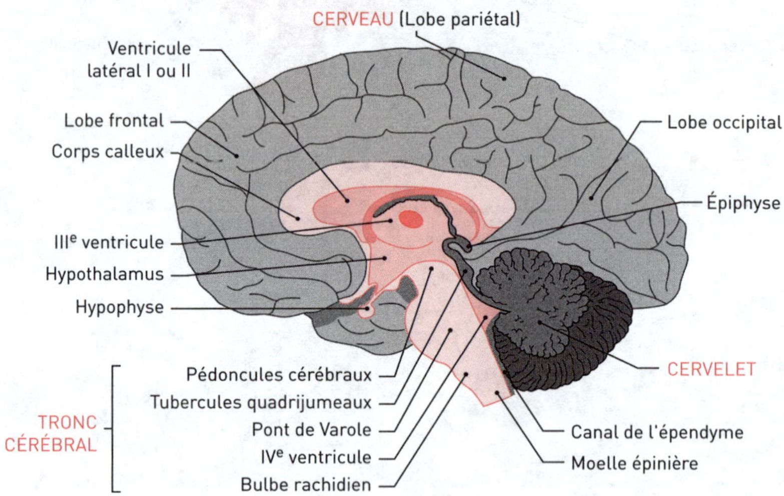

Planche 7 La section transversale de la moelle épinière

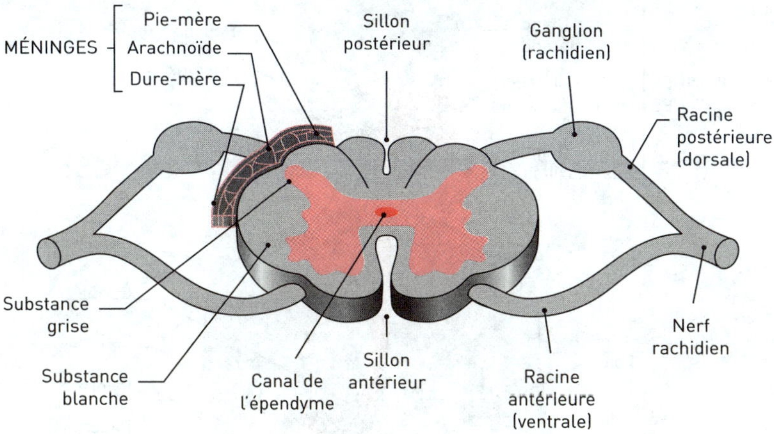

Planche 8 La structure d'un neurone moteur

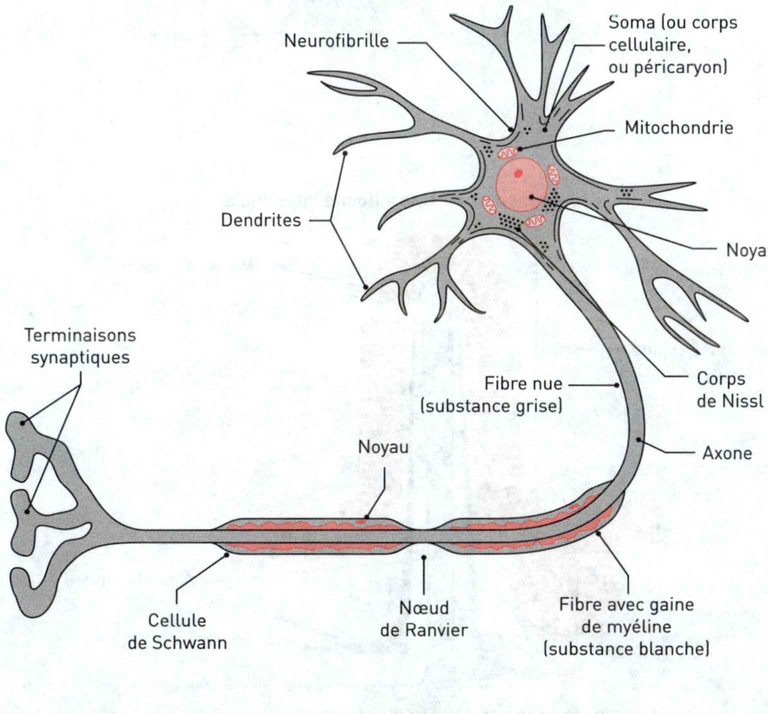

Planche 9 L'appareil digestif

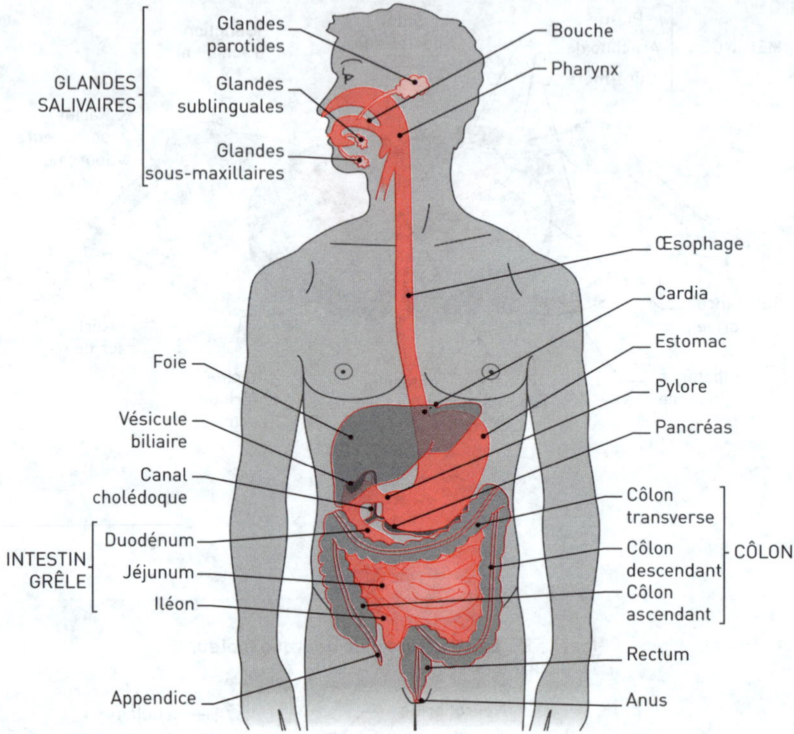

Planche 10 Une villosité intestinale

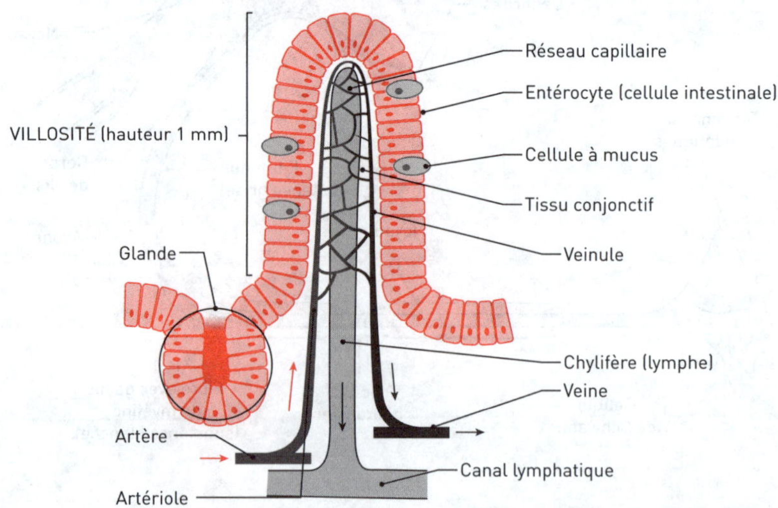

Planche 11 L'appareil respiratoire

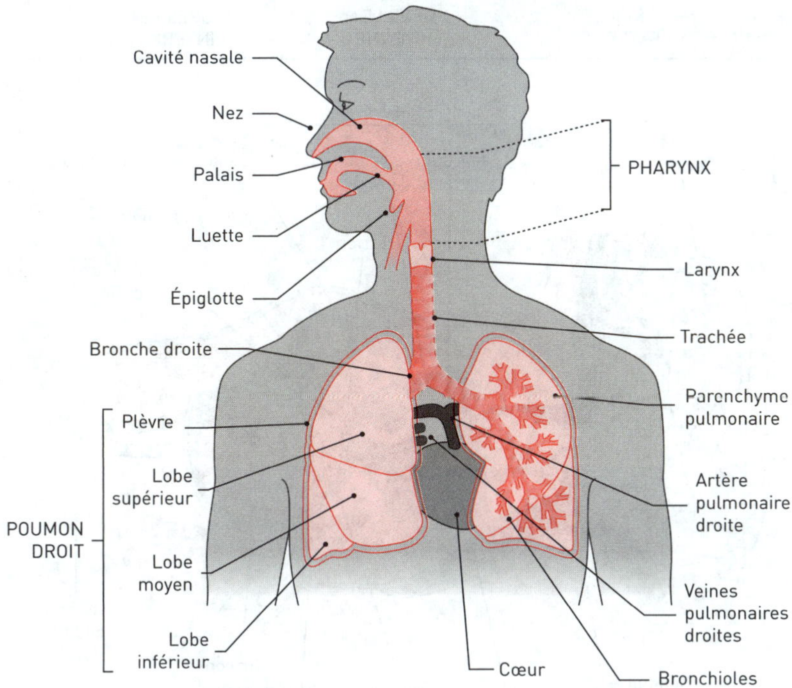

Planche 12 Les échanges gazeux au niveau des alvéoles pulmonaires

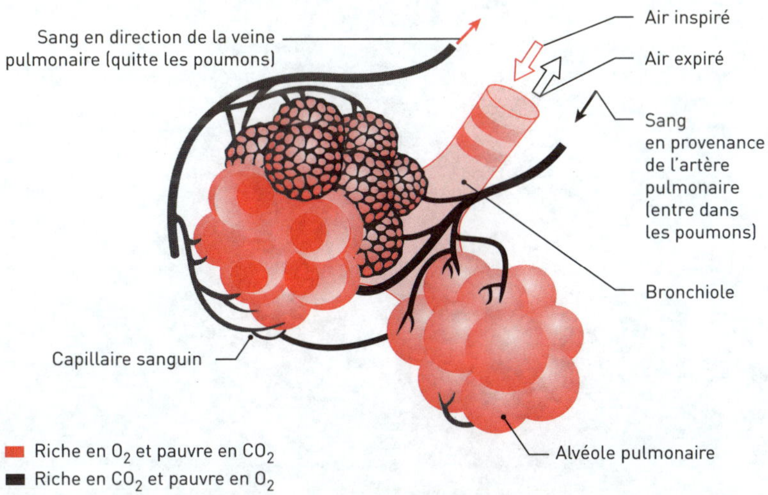

Planche 13 L'anatomie de l'oreille

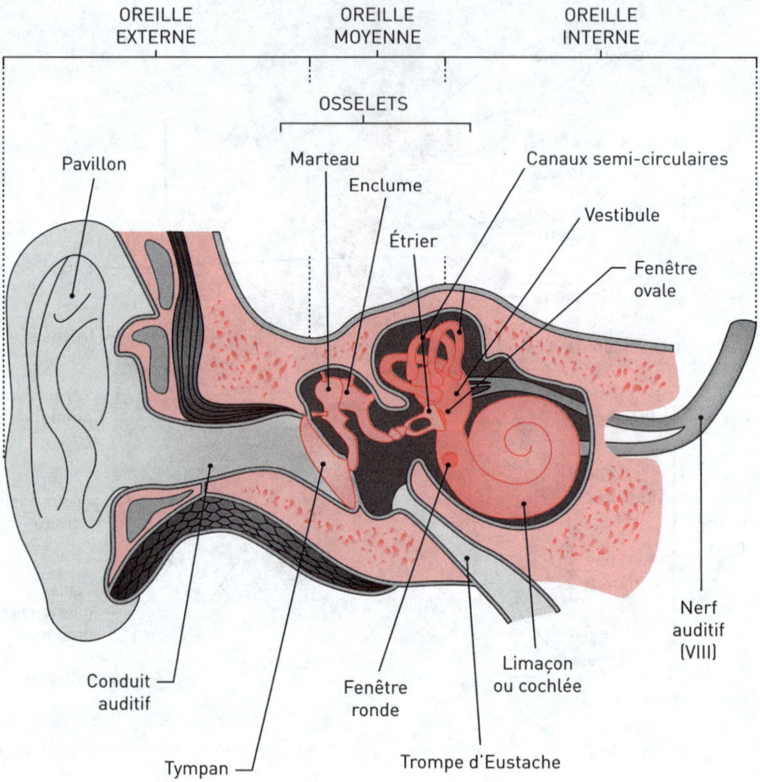

Planche 14 **La structure de l'œil**

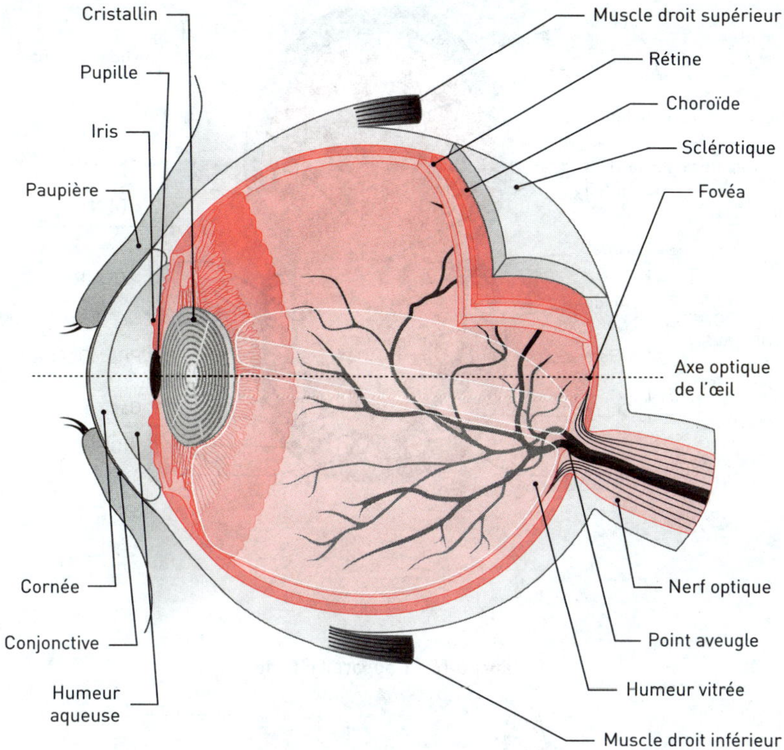

Planche 15 L'appareil gustatif

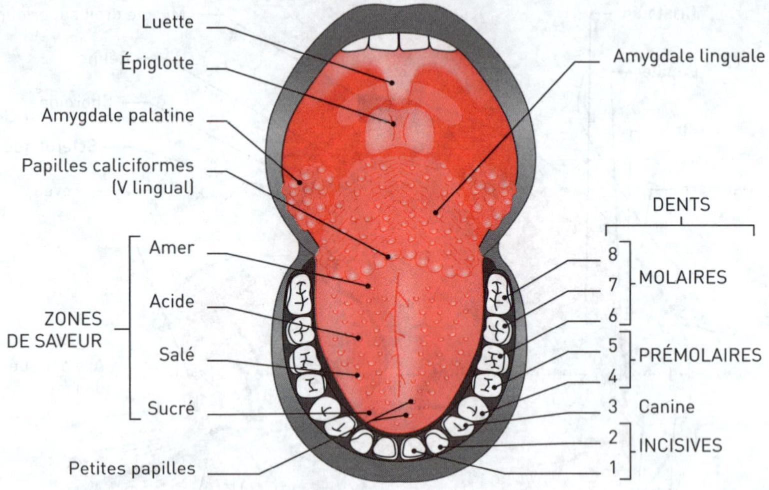

Planche 16 L'appareil olfactif

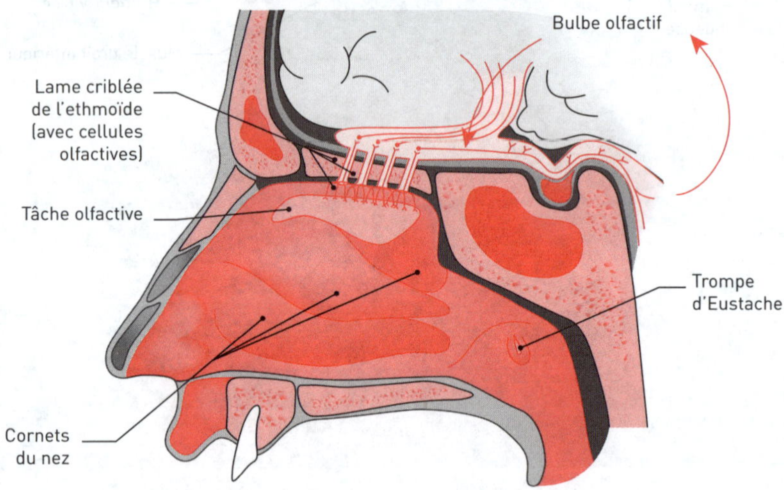

Planche 17 La structure de la peau

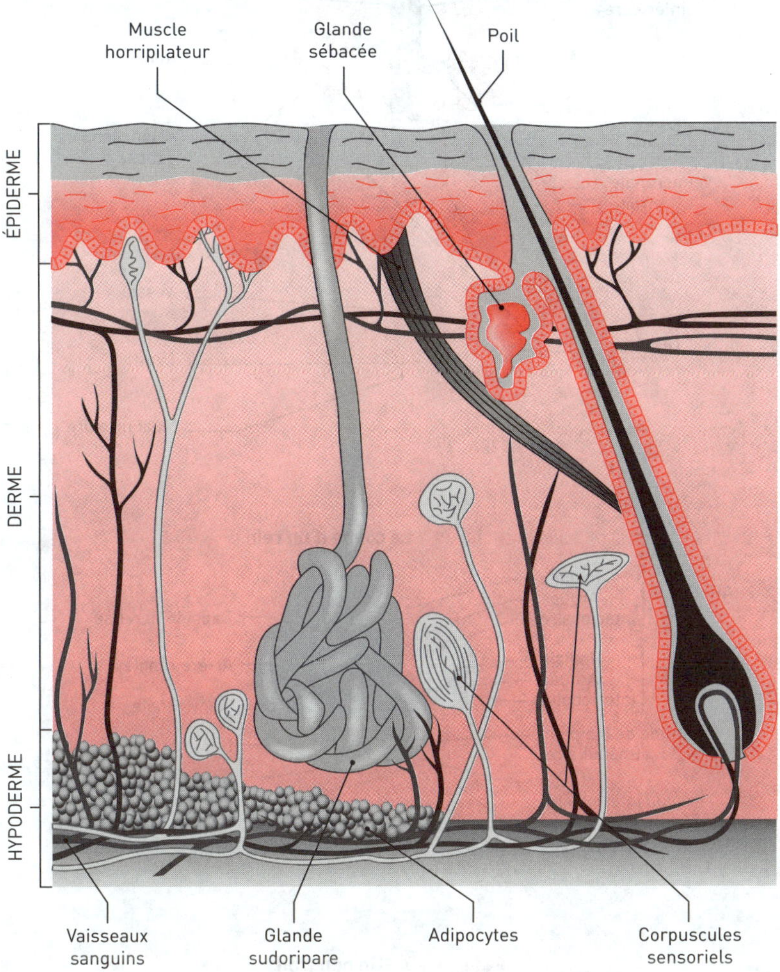

Planche 18 L'appareil urinaire

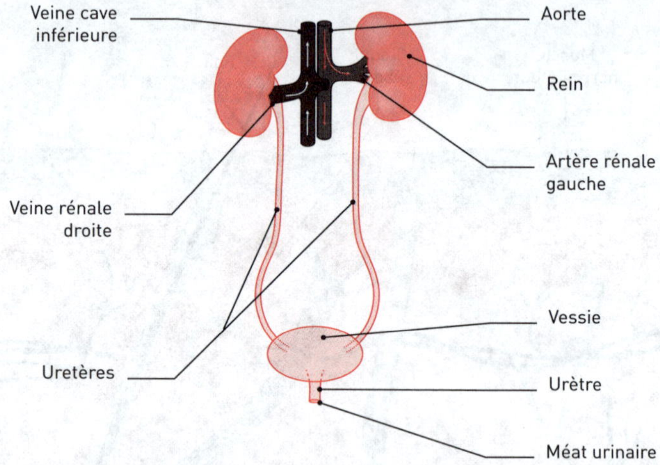

Planche 19 La coupe d'un rein

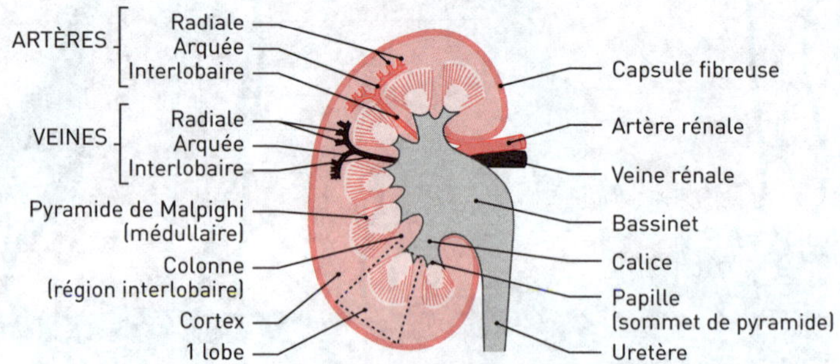

Planche 20 Un néphron

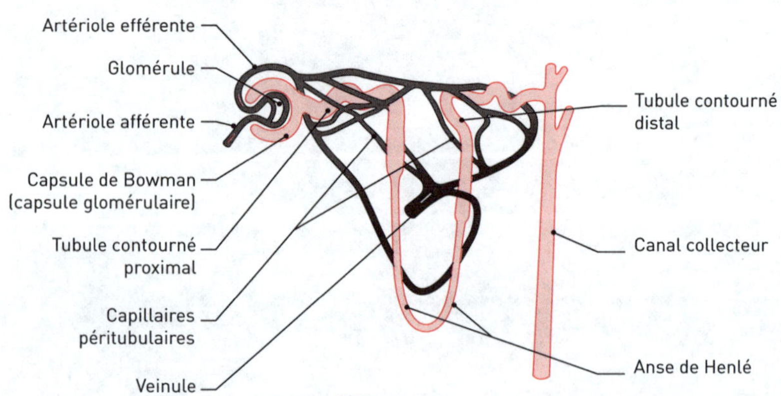

Planche 21 L'appareil génital masculin

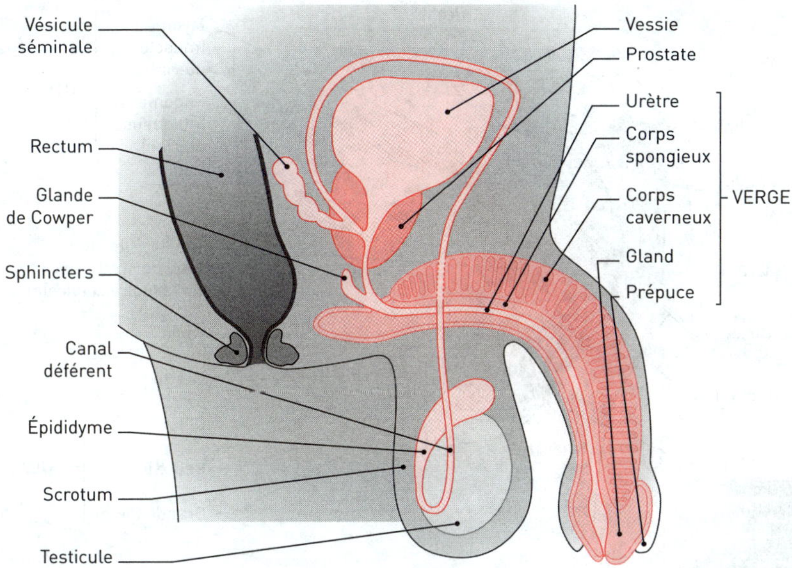

Planche 22 La coupe d'un testicule

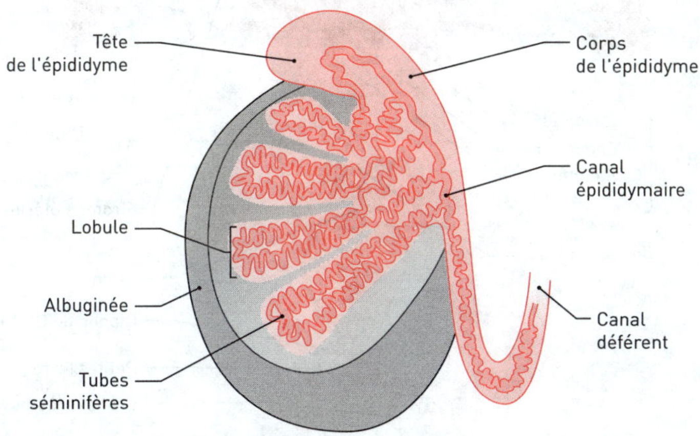

Planche 23 L'appareil génital féminin

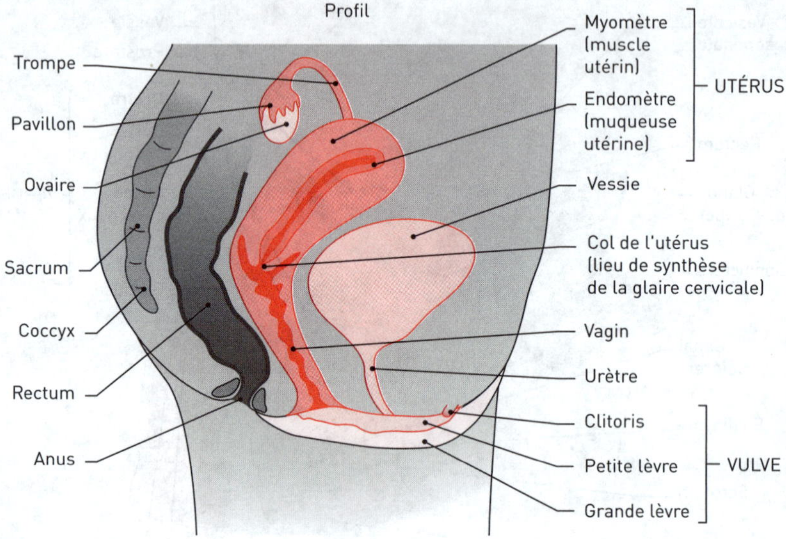

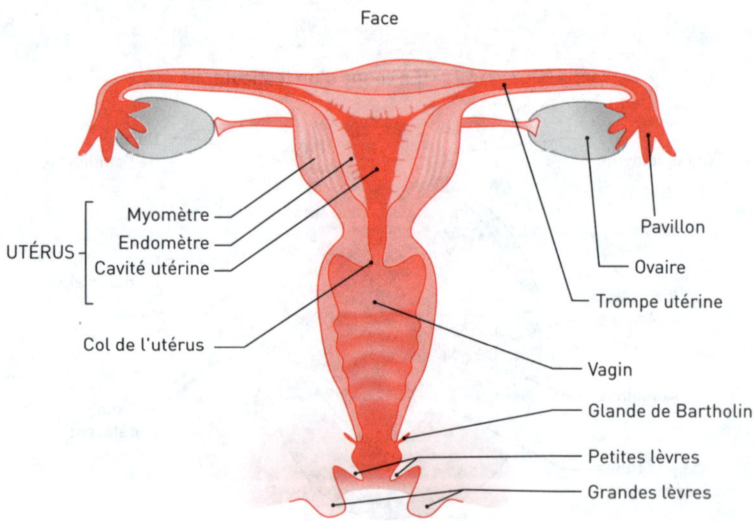

Planche 24 La vie libre et l'implantation de l'embryon

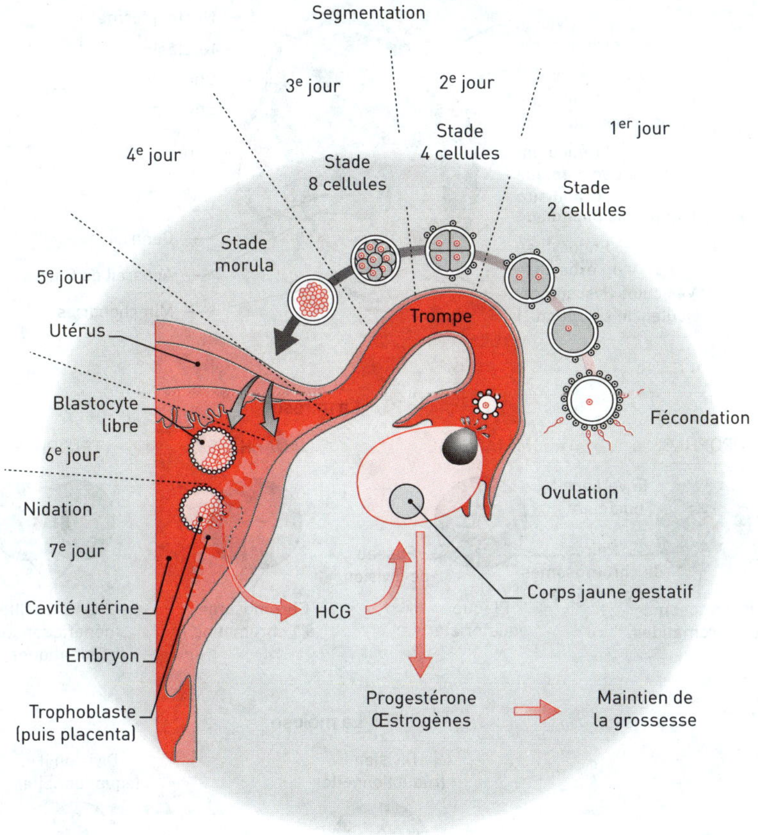

Planche 25 La structure de la cellule

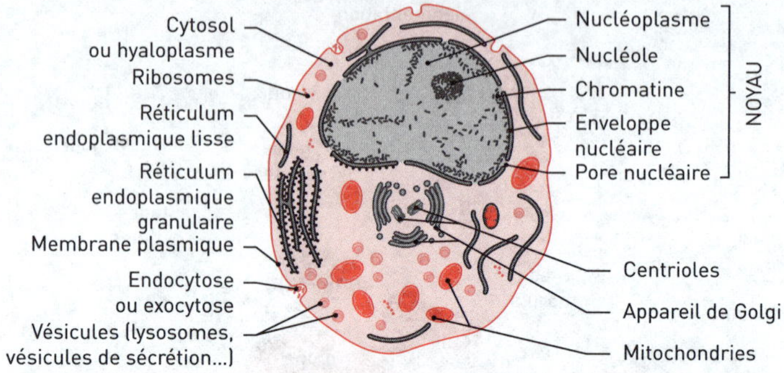

Planche 26 La mitose

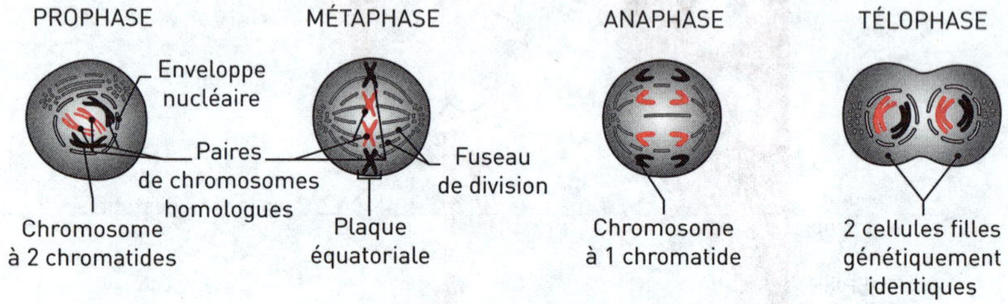

Planche 27 La méiose

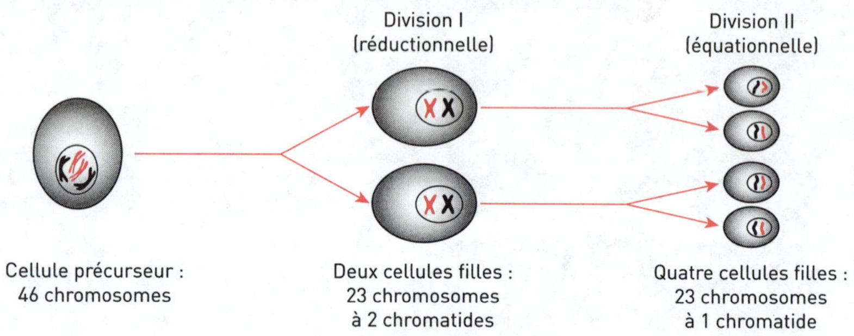

PAPIER À BASE DE
FIBRES CERTIFIÉES

FOUCHER s'engage pour
l'environnement en réduisant
l'empreinte carbone de ses livres.
Celle de cet exemplaire est de :
600 g éq. CO_2
Rendez-vous sur
www.editions-foucher-durable.fr

Conception maquette intérieure : Anne-Danielle Naname/Hung Cho Thanh
Mise en page : STDI

Dépôt légal 14 162-3/01. Paris – Janvier 2017 – 01 – AF-JF/SM

Imprimé en France par Jouve Mayenne - N°2483928Y